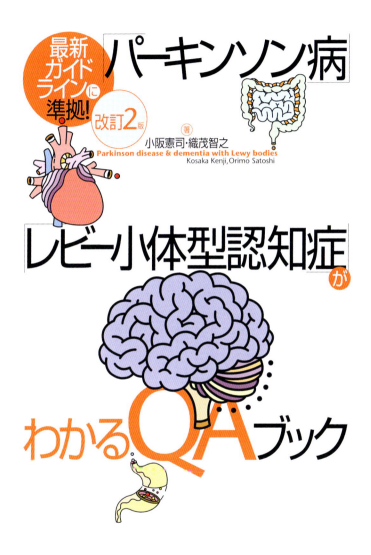

最新ガイドラインに準拠！

「パーキンソン病」改訂2版

著 小阪憲司・織茂智之

Parkinson disease & dementia with Lewy bodies
Kosaka Kenji, Orimo Satoshi

「レビー小体型認知症」がわかるQAブック

MC メディカ出版

改訂2版まえがき

　2011年に、小阪憲司先生との共著という形で初版を上梓してから7年以上が経過しました。幸い、初版については多くの方に読んでいただくことができ、当時はまだ専門家の間でも新しかったパーキンソン病とレビー小体型認知症を包括するレビー小体病という概念の普及にあたり、一翼を担えたのではないかと自負しています。

　改訂2版の発行にあたり、この7年間を振り返ると、パーキンソン病、レビー小体型認知症ともに、その診断・治療について大きな動きがありました。

　レビー小体型認知症では、2017年6月、12年ぶりに「レビー小体型認知症（DLB）の臨床診断基準」が改訂されました。この内容も踏まえた形で、同年に「認知症疾患診療ガイドライン2017」（日本神経学会）が公表されています。パーキンソン病については、2015年に国際パーキンソン病・運動障害疾患学会（MDS）から新しい診断基準が発表され、日本でも2018年6月、「パーキンソン病診療ガイドライン2018」（日本神経学会）が改訂されています（奇しくも、前版「パーキンソン病治療ガイドライン2011」の公表が本書の初版と同じ年、改訂も同じ2018年となりました）。書名が「診療」と変わったことからわかるように、これまで治療に特化していたものが、非運動症状や画像所見など、近年、診断において重要と考えられるようになって

きた事柄について説明がなされています。

　本書の性質上、詳細については成書に譲りますが、改訂にあたり、最新の知見をわかりやすい形でできるだけ盛り込むように努めました。また、初版では画像診断について紙幅を割きましたが、前述の「レビー小体型認知症（DLB）の臨床診断基準」ではMIBG心筋シンチグラフィが指標的バイオマーカーに格上げされ、MDSの新しいパーキンソン病の診断基準では支持的基準に入れられたことから、今版でも取り上げています。

　レビー小体型認知症の患者さんの数は90万人を超えるとされますが、おそらく考えられているよりも多いのではないかとの実感を持っています。また、パーキンソン病の発症には加齢が関与しているため、2010年に超高齢社会に突入し、今後も高齢化が進むわが国では、今よりもさらに患者数が増えることは容易に予想されます。

　そのため、脳神経内科医だけでなく、一般内科医や地域に根ざしたかかりつけ医などが両疾患についての知識を備えることは、非常に重要なことだといえるでしょう。しかし残念なことに、パーキンソン病などの診断や治療は、脳神経内科医であっても困難なことがあるため、医療にかかっていながら見逃されていたり、誤った治療を受けている患者さんも存在します。

　臨床に携わる一人の医師として、本書が、そのような患者さんが一人でも減ることにつながれば、これに勝る喜びはありません。

2018年8月　著者●織茂智之

［初版のことば］

まえがき

　ジェームス・パーキンソンによるパーキンソン病の発見は、今からおおよそ200年前に遡ります。また、アロイス・アルツハイマーがアルツハイマー病を初めて報告したのは、約110年前のことです。今では、パーキンソン病もアルツハイマー病もポピュラーな疾患としてよく知られていますが、「レビー小体型認知症」や「レビー小体病」というと、まだあまり馴染みがないかもしれません。

　このレビー小体型認知症ならびにレビー小体病は、ここ数年、わが国でも世界的にも大きな関心と耳目を集めるようになってきた疾患です。レビー小体型認知症は世界に先駆けて日本で発見されたものですが、報告されてから約40年しか経っていません。レビー小体病という概念に至っては、ここ6〜7年に10年ほどで専門家の間でようやく認識されてきたに過ぎないのです。

　本書のなかで詳しく解説しますが、レビー小体病とは、パーキンソン病とレビー小体型認知症を包括する疾患概念です。両者はどちらもレビー小体に起因することから、同じスペクトラム、つまり同類と考えられています。

　医療の世界では、この2つの疾患をレビー小体病として認識することが、今重要とされています。なぜなら、診断や治療、あるいはその後の介護を大きく左右することになるからです。また、レビー小体は脳幹や大脳皮質の神経細胞のみならず、全身の末梢

自律神経系にまで及ぶことから、さまざまな自律神経症状を引き起こします。その意味で、パーキンソン病もレビー小体型認知症も、脳だけの疾患ではなく、まさに"全身病"といえます。

こうした理解の下、本書は、主に実地医家の方に向けて、パーキンソン病ならびにレビー小体型認知症を、レビー小体病という観点から紹介・解説することを目的につくられました。

具体的には、症状・診断・検査・病理などの基本的な事柄を理解できるよう、Q&A方式にてわかりやすく説明しています。なお、検査に関しては、鑑別診断に非常に有効だとされ、今もっとも関心を集めている心臓の核医学検査（これをMIBG心筋シンチグラフィといいます）についても頁を割いています。

パーキンソン病とレビー小体型認知症を合わせると、現在日本には少なくとも約90万人の患者さんがいると推計されています。しかしながら、そのなかには、診断がついていなかったり、誤った診断を受けていたりという患者さんが数多く潜在しています。したがって、こうした患者さんを早期発見・早期診断につなげることが、われわれ医師の役割といえます。そのためにも、本書が少なからず資することになれば、筆者としてこれに勝る喜びはありません。

最後に、本書の刊行に力を貸してくださったメディカ出版、ならびに編集者の尾崎純郎氏に感謝申し上げます。

2011年　著者●小阪憲司

改訂2版「パーキンソン病」「レビー小体型認知症」がわかるQAブック●もくじ

レビー小体病と鑑別すべき疾患一覧●009
レビー小体病の主な症状一覧●010

I

レビー小体病とは何ですか?

Q1
レビー小体とは何ですか?●020

Q2
レビー小体はどこにみられますか?●022

Q3
レビー小体病とはどのような病気ですか?●025

Q4
パーキンソン病とレビー小体型認知症とは
どのような関係にありますか?●027

II

パーキンソン病とはどのような病気ですか?

Q5
パーキンソン病とはどのような病気ですか?●034

Q6
パーキンソン病の検査にはどのようなものがありますか?●038

Q7
パーキンソン病の診断はどのように行われますか?●042

Q8
パーキンソン病ではどこが障害されますか？ ●045

Q9
パーキンソン病と鑑別すべき病気にはどのようなものがありますか？ ●048

Q10
パーキンソン病の治療はどのように行われますか？ ●051

レビー小体型認知症とはどのような病気ですか？

Q11
レビー小体型認知症は日本で発見されたというのは本当ですか？ ●058

Q12
レビー小体型認知症とはどのような病気ですか？ ●061

Q13
レビー小体型認知症の検査にはどのようなものがありますか？ ●065

Q14
レビー小体型認知症の診断はどのように行われますか？ ●068

Q15
レビー小体型認知症ではどこが障害されますか？ ●072

Q16
レビー小体型認知症と鑑別すべき病気にはどのようなものがありますか？ ●074

Q17
レビー小体型認知症の治療はどのように行われますか？ ●078

IV

レビー小体病の診断を行うための画像検査にはどのようなものがありますか?

Q18
脳CT、脳MRIとはどのような検査ですか？●084

Q19
SPECTとはどのような検査ですか？●088

Q20
MIBG心筋シンチグラフィとはどのような検査ですか？●091

Q21
パーキンソン病において
MIBG心筋シンチグラフィはどのように使われますか？●094

Q22
レビー小体型認知症において
MIBG心筋シンチグラフィはどのように使われますか？●098

Q23
なぜMIBGの集積が低下するのですか？●101

COLUMN
自律神経のはたらき●029
自律神経が障害される病気と症状●031
パーキンソン病を早期診断するメリット●055
注目される新しい報告●104
レビー小体病患者の心臓●105

参考文献●107
MIBG心筋シンチグラフィを実施している全国施設一覧●109
レビー小体型認知症研究会●124
さくいん●125

レビー小体病と鑑別すべき疾患一覧

パーキンソン症候群※

- 多系統萎縮症
- 進行性核上性麻痺
- 大脳皮質基底核変性症
- 血管性パーキンソン症候群
- 薬剤性パーキンソン症候群

認知症

- アルツハイマー型認知症
- 脳血管性認知症
- 前頭側頭型認知症
- 特発性正常圧水頭症

レビー小体病

- パーキンソン病
- レビー小体型認知症
- 認知症を伴うパーキンソン病

その他の類縁疾患

- 本態性振戦

精神疾患

- うつ病
- 妄想性疾患
- 統合失調症

※本書では、疾患としてのパーキンソン症候群と、症状としてのパーキンソニズム（パーキンソン病などでみられる運動症状）を異なる概念として扱います。

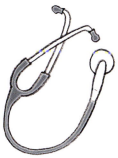

レビー小体病の主な症状一覧

		レビー小体病	
		パーキンソン病	レビー小体型認知症
運動症状	振戦	◆	◆
	筋強剛・筋固縮	◆	◆
	運動緩慢	◆	◆
	姿勢保持障害	◆	◆
	歩行障害	◆	◆
	仮面様顔貌	◆	◆
	構音障害	◆	◆
	嚥下障害	◆	◆
認知障害	記憶障害		◆
	見当識障害		◆
	実行機能障害		◆
	認知の変動		◆

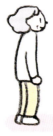

		レビー小体病	
		パーキンソン病	レビー小体型認知症
精神症状	幻視		◆
	誤認		◆
	錯視		◆
	妄想		◆
	幻聴		◆
	抑うつ症状	◆	◆
	レム睡眠行動障害	◆	◆
自律神経症状	起立性低血圧	◆	◆
	発汗障害	◆	◆
	便秘	◆	◆
	頻尿・尿失禁	◆	◆
	めまい	◆	◆
その他	倦怠感	◆	◆
	食欲不振	◆	◆
	薬剤に対する過敏性		◆

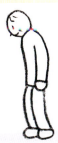

図表3-1◆
レビー小体病は全身病である

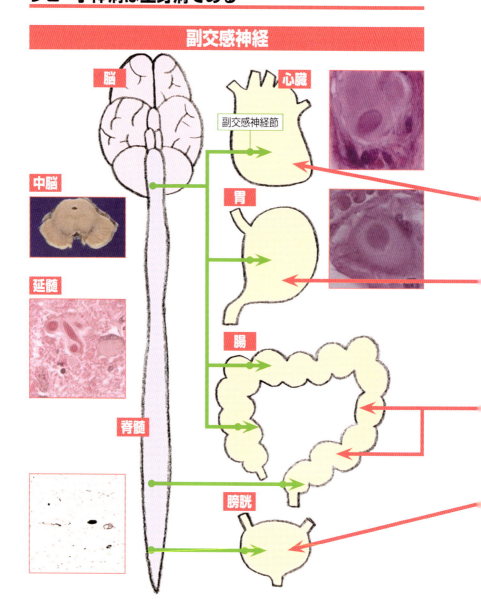

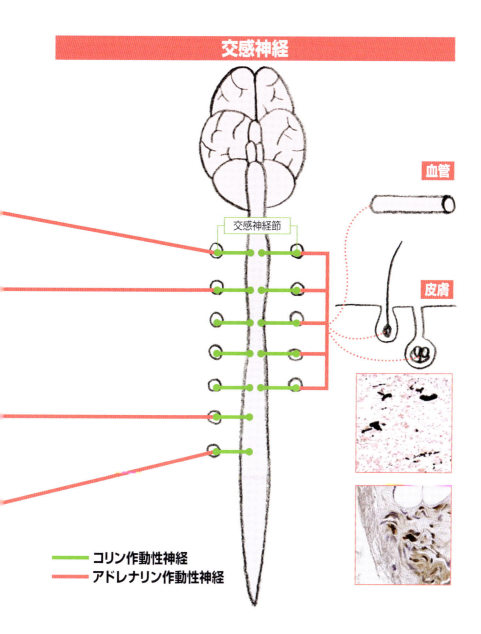

図表8-2◆パーキンソン病におけるレビー小体の進展

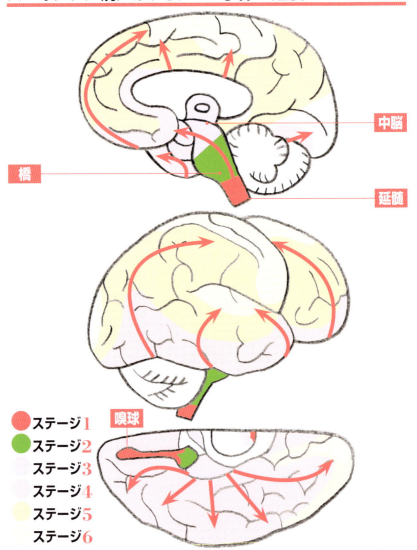

出典◆Braak H, et al: Staging of brain pathology related to sporadic Parkinson's disease. Neurobiol Aging 24: 197-211, 2003

図表15-1◆
レビー小体型認知症の脳断面

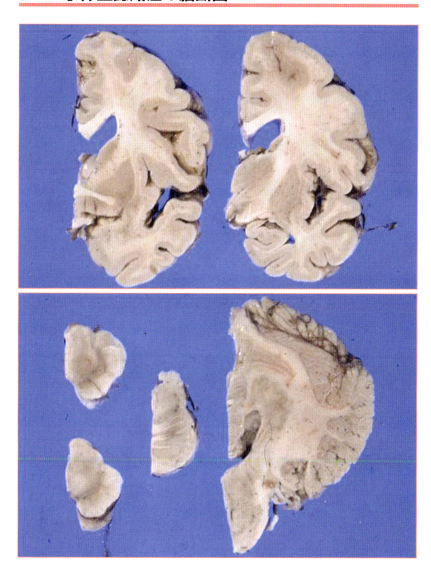

上が大脳半球。下が脳幹・小脳。

図表15-3◆
各種認知症における脳血流低下の特徴

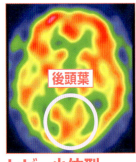

レビー小体型認知症　　アルツハイマー型認知症　　前頭側頭型認知症

○の部位の血流低下がそれぞれの認知症の特徴とされる。

図表22◆
ドパミントランスポーター画像とMIBG心筋シンチグラフィ

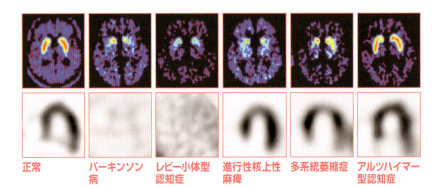

正常　　パーキンソン病　　レビー小体型認知症　　進行性核上性麻痺　　多系統萎縮症　　アルツハイマー型認知症

上段がPETによるドパミントランスポーター画像。
下段がMIBG心筋シンチグラフィによる心臓交感神経画像。

図表23-1◆心臓交感神経

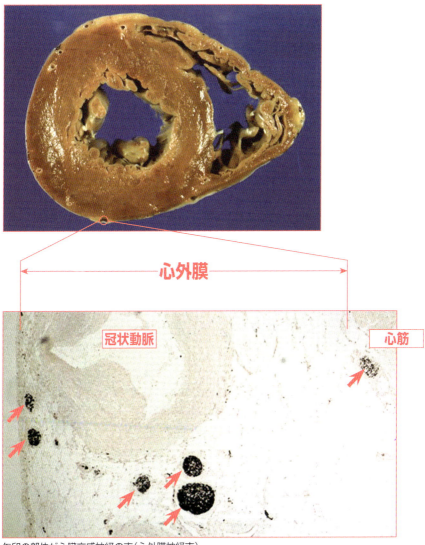

矢印の部位が心臓交感神経の束(心外膜神経束)。

図表23-2◆心外膜神経束とMIBGの集積

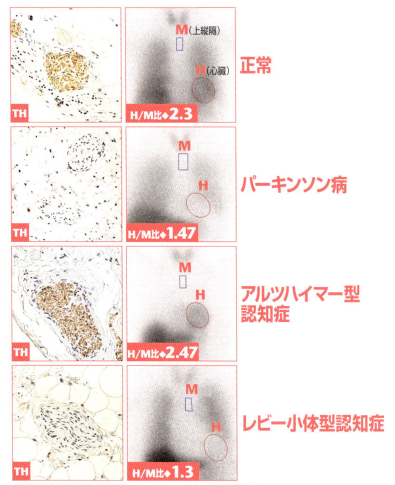

左列が心外膜神経束の免疫染色。右列がMIBGの集積を示す。
免疫染色では、抗チロシンハイドロキシラーゼ(TH)陽性線維が存在する場合、
茶色に染まる(正常ならびにアルツハイマー型認知症)。
一方、パーキンソン病やレビー小体型認知症では、TH陽性線維が認められないとともに、
MIBGの集積も低下する。

I
レビー小体病とは
何ですか?

Q1 レビー小体とは何ですか？

A

約100年前に発見されたレビー小体

「レビー小体」は、1912年、ユダヤ人の神経学者・レビー（Lewy FH）が、ドイツのミュンヘン大学において、パーキンソン病の患者の脳内でそれを見つけたことに始まります [図表1-1]。「レビー

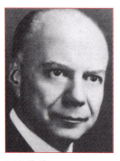

図表1-1◆
レビー小体の
発見者・レビー

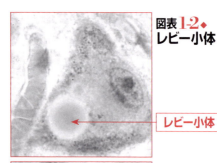

図表1-2◆
レビー小体

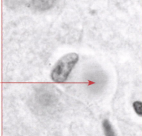

脳幹にあるレビー小体（上）と
大脳皮質にある
レビー小体（下）。
ともにヘマトキシリン・
エオジン染色による。

小体」（corps de Lewy）という命名は、フランスのトレティア
コフ（Trétiakoff C）によるものです。

中枢神経および末梢神経に

　レビー小体病では、このレビー小体という特殊な蛋白質が中枢
神経系ならびに末梢自律神経系を中心に多数沈着しているのがみ
られます。それが、神経細胞の変性・脱落に伴うさまざまな障害
をもたらすとされています。

　レビー小体は、ドパミンやアセチルコリン、ノルアドレナリン、
セロトニンを分泌する神経細胞に好発しますが、詳しい出現機序
は十分にわかっていません。

　なお、神経細胞突起（軸索および樹状突起）に現れるレビー小
体病変は、「レビー神経突起」（Lewy neurites）とよばれています。

レビー小体の中心はα-シヌクレイン

　神経細胞内の封入体（円形の構造物）であるレビー小体 [図表
1-2] は、電子顕微鏡を用いると、線維が周辺に放射状に走ってお
り、中央が顆粒状になっているのがわかります。ヘマトキシリン・
エオジン染色を行うと、レビー小体はエオジンに染まります。脳
幹に現れるレビー小体は濃い赤に、大脳皮質のそれは淡く見えま
す。

　レビー小体の成分は、「α-シヌクレイン」（α-synuclein）と、そ
れに結合する「ユビキチン」「ニューロフィラメント」「α-B クリ
スタリン」などの蛋白質とされますが、特に中心成分とされるの
が140個のアミノ酸からなる「α-シヌクレイン」です。

レビー小体病とは何ですか?

Q2 レビー小体はどこにみられますか?

中枢神経系や末梢自律神経系に

　レビー小体が関与する疾患(レビー小体病)が、パーキンソン病やレビー小体型認知症です。レビー小体病では、レビー小体が、脳内の神経細胞や全身の末梢自律神経系に広くみられます。

　レビー小体が中脳黒質などの脳幹を中心に現れる疾患がパーキンソン病です。また、レビー小体が大脳皮質に広範に出現し、神経細胞内に蓄積・沈着すると、その結果、認知障害などが現れます。これがレビー小体型認知症とよばれるものです[図表2-1]。いずれの場合も、レビー小体が必ず存在することから、パーキンソン病とレビー小体型認知症は、「レビー小体病」といわれる同類の疾患と考えられています[図表2-2]。

レビー小体の好発部位

　パーキンソン病では、中脳黒質のドパミン神経が変性・脱落し、これらの神経細胞にレビー小体がみられます。その他に、青斑核や迷走神経背側核、マイネルト基底核◆1、末梢の自律神経節にも好発します。

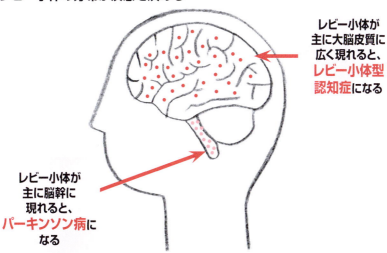

図表2-1◆
レビー小体の分布が疾患を決める

レビー小体が主に大脳皮質に広く現れると、**レビー小体型認知症**になる

レビー小体が主に脳幹に現れると、**パーキンソン病**になる

図表2-2◆
レビー小体病の概念

レビー小体病 ─┬─ パーキンソン病
　　　　　　　└─ レビー小体型認知症

◆1
コリン作動性ニューロンが多く存在する、前脳基底部に位置する両側性の小領域。アルツハイマー型認知症においても、当部位の細胞が著しく失われる。

一方、レビー小体型認知症では、その他、大脳皮質を中心に扁桃核などの大脳辺縁系にもレビー小体が広くみられます。

皮膚がバイオマーカーになる可能性も

　レビー小体が全身の末梢自律神経系にみられるという意味では、皮膚内の自律神経にもレビー小体が発見できることが推察されます。最近、皮膚にレビー小体が認められたという報告がいくつかあり、皮膚のバイオプシー（生体材料検査）がレビー小体病のバイオマーカーになる可能性について検討されています。

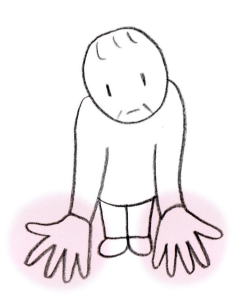

Q.3 レビー小体病とはどのような病気ですか?

A

国際的基準としてのレビー小体病

　レビー小体型認知症の国際的研究グループ（consortium on dementia with Lewy bodies; CDLB）は、レビー小体型認知症の診断基準 [p069、図表14-1] を作成しています。2005年の同診断基準改訂版において、「パーキンソン病」「レビー小体型認知症」ならびに「認知症を伴うパーキンソン病◆1」（Parkinson disease with dementia; PDD）をまとめて「レビー小体病」とよぶことが記載されました。

　また、2007年には、米国のレビー小体型認知症・パーキンソン病ワーキンググループが同様の提案を行ったことから、世界的に、「パーキンソン病」「レビー小体型認知症」「認知症を伴うパーキンソン病」は、「レビー小体病」という概念に包括されると認識されています。なお、このレビー小体病という名称・概念は、1980年以来、筆者（小阪）が主張し続けてきたことで、昨今に

◆1
その名のとおり、認知症を伴ったパーキンソン病のこと。
1980年頃までは、パーキンソン病に認知障害が伴うと、
パーキンソン病とアルツハイマー型認知症が合併したものととらえられていた。
しかしながら現在では、パーキンソン病と認知症（レビー小体型認知症やアルツハイマー型認知症）は連関しているとみなされている。

おいてようやく国際的に認められるようになってきたという経緯があります。

レビー小体病は全身病

　レビー小体病は、病理学的には、中枢神経系や交感神経系に多数のレビー小体やレビー神経突起が存在するものをいいます。つまり、脳・脊髄ばかりではなく、心臓・消化管・膀胱・皮膚などの末梢自律神経系にレビー小体が認められるという意味では、レビー小体病は"全身病"といえます [p012、図表3-1]。

α-シヌクレイノパチーとレビー小体病

　レビー小体の中心成分は、α-シヌクレインであることを述べましたが、このα-シヌクレインが原因となって神経の変性・脱落をきたす疾患群を「α-シヌクレイノパチー」（α-synucleopathy）とよびます。このα-シヌクレイノパチーには、レビー小体病と、神経変性疾患として代表的な多系統萎縮症◆2とが含まれます [図表3-2]。

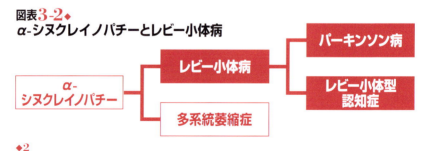

図表3-2◆
α-シヌクレイノパチーとレビー小体病

◆2
進行性の小脳症状をしばしば呈することから、脊髄小脳変性症の1型（孤発性）と分類され、わが国の脊髄小脳変性症のなかでもっとも多い。
病理学的には、グリア細胞内封入体（glial cytoplasmic inclusion）が特徴とされる。

Q4 パーキンソン病とレビー小体型認知症とはどのような関係にありますか?

両者はレビー小体病

　図表2-1 [p023] で示したとおり、レビー小体が大脳皮質に広範に出現し、認知障害などを伴うとレビー小体型認知症とされます。また、レビー小体が中脳黒質などの脳幹を中心に現れると、パーキンソン病になります。両者は、「レビー小体病」とよばれる同じスペクトラム（範疇）に属する疾患といえます [図表4]。

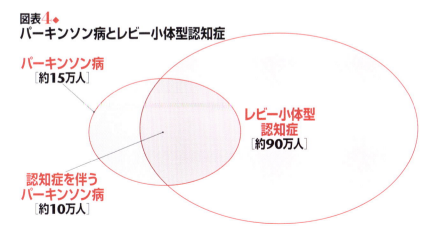

図表4◆
パーキンソン病とレビー小体型認知症

パーキンソン病 [約15万人]

認知症を伴うパーキンソン病 [約10万人]

レビー小体型認知症 [約90万人]

パーキンソン病に認知障害は好発

　従来、パーキンソン病は、運動機能障害は現れても認知機能に障害はきたさない、つまり認知症にならない疾患とされていました。しかしながら、現在では、高齢患者の増加とパーキンソン病治療の進歩による罹病期間の長期化などによって、パーキンソン病患者の70〜80％に認知障害が現れるというデータがあります。その意味で、パーキンソン病と認知症との合併は常識とされています。

　ちなみに、筋萎縮性側索硬化症（ALS）においても、認知症を伴うことが認識されるようになってきました。

便宜的な1年ルール

　レビー小体型認知症の国際的研究グループ（CDLB）による臨床診断基準（2005）には、「1年ルール」というものが定められています。これは、「レビー小体型認知症」と「認知症を伴うパーキンソン病」（Parkinson disease with dementia; PDD）を区別するために便宜上つくられたものです。

　具体的には、パーキンソニズムを発現した後、1年以内に認知障害をきたした場合には「レビー小体型認知症」と診断しますが、1年以上経てから認知障害があらわれた場合は「認知症を伴うパーキンソン病」とするというものです。しかしながら、このルールには多くの批判があり、今日では、両者は同じものだという理解が多数を占めています。

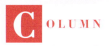

自律神経のはたらき

　神経系には、脳・脊髄からなる「中枢神経」と、中枢神経から全身のいたるところにまで枝分かれしながら伸びている「末梢神経」とがあります。さらに末梢神経は、感覚や運動を司る「体性神経」（知覚神経と運動神経）と、内臓のはたらきを担う「自律神経」に分けられます。

	交感神経の緊張	副交感神経の緊張
瞳孔	散瞳	縮瞳
涙	分泌［楽しいとき］	分泌［悲しいとき］
唾液	ねばねば	さらさら
心臓	拍動が速くなる	拍動が遅くなる
血圧	上昇	下降
呼吸	速くなる	遅くなる
胃・腸	蠕動運動抑制	蠕動運動亢進
膀胱	収縮	弛緩
性器	弛緩	拡張［勃起］
発汗	亢進	？
筋組織	緊張	弛緩
睡眠	目が覚める	眠る

体性神経は自分の意思でコントロールできる神経ですが、自律神経は自分でコントロールすることができず、本人の意思とは無関係にはたらきます。たとえば、運動によって脈拍・呼吸が速くなったり、気温が高くなると汗が出たり、食事を摂ると胃や腸が自然に動き出して消化を行ったりするのは、この自律神経のはたらきによるものです。

　自律神経には、「交感神経」と「副交感神経」という、相反する2つの神経があります。交感神経は主に昼間の活動的なときにはたらき、エネルギーを消費します。交感神経が働いているときは、瞳孔は拡大し、心拍は速くなり、血管が収縮します。そのため、血圧は上昇し、身体や精神の活動が活発になりますが、消化管の運動や消化液の分泌は低下します。一方、副交感神経は主に夜、心身を緊張から解きほぐし、休息させるようにはたらき、エネルギーを蓄積させます。この副交感神経が優位になると、瞳孔は収縮し、脈拍は遅くなり、血圧や体温は下降するなど、身体も心も睡眠にふさわしい状態になります。副交感神経がはたらくと、ほとんどの臓器は休息状態になりますが、消化管だけは活動的になります。

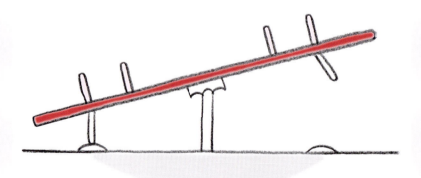

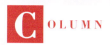

自律神経が障害される病気と症状

　自律神経が障害される神経変性疾患には、パーキンソン病・レビー小体型認知症などのレビー小体病、多系統萎縮症、末梢神経障害では糖尿病性ニューロパチー、家族性アミロイドポリニューロパチー◆1などがあります。

　以下に、代表的な症状について述べます。

起立性低血圧

　起立性低血圧とは、起立時に血圧が低下する症候で、アメリカ自律神経学会の診断基準では、起立後3分以内に少なくとも収縮期20mmHg以上、または拡張期10mmHg以上の低下を示すものと定義されています。症状としては、頭重感、めまい、立ちくらみなどがあり、程度が強いと失神を起こします。

排尿障害

　「蓄尿障害」（頻尿、尿意切迫、尿失禁）と「排出障害」（排尿困難、残尿、尿閉）に分類されます。近年、膀胱の不随意の収縮による尿意切迫感を伴う排尿障害を「過活動膀胱」と総称するようになり、病因に基づき、「神経因性過活動膀胱」と「非神経因性過活動膀胱」に大別されます。

消化管運動障害

　消化管運動障害には低下・亢進がありますが、一般的には低下がほとんどです。胃排出機能の低下、便秘などを生じ、悪化すると麻痺性イレウスを起こすことがあります。パーキンソン病では、胃排出機能の低下によるL-ドパ吸収低下が問題になることがあります。

その他の症状

　顔がテカテカする脂漏顔、発汗低下・過多、インポテンツ、皮膚の網状青斑、体温調整障害などもあります。

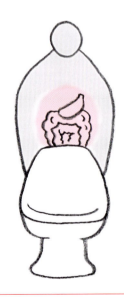

◆1
常染色体優性遺伝形式を示す遺伝性疾患で、
変異したトランスサイレチンなどの蛋白が線維状のアミロイドという物質となり、
末梢神経に蓄積するため、種々の末梢神経障害に伴う症状が出現する。

II

パーキンソン病とは
どのような
病気ですか?

Q.5 パーキンソン病とはどのような病気ですか?

A

　パーキンソン病とは、1817年にジェームス・パーキンソン（Parkinson J）が初めて報告した疾患です。50〜60歳代に多く発症し、脳や末梢自律神経系などの神経細胞がゆっくりと変性する神経変性疾患の1つです。加齢とともに患者数が増え、現在、わが国の患者数は、人口10万人あたり、おおよそ100〜180人とされています。

　症状は、運動症状と非運動症状に分けられます。

運動緩慢や振戦などの運動症状が現れる

　運動症状には、①動作が遅く少なくなる「運動緩慢」、②筋肉が硬くなる「筋強剛または筋固縮」、③手足がふるえる「振戦」、④姿勢・バランスがうまく保てない「姿勢保持障害」の4つがみられます [図表5-1]。

　運動緩慢は、動作が遅く少なくなり、動き出すのに時間がかかり、ゆっくりとしか動けなくなるのが特徴です。また、顔の表情が乏しくなり（仮面様顔貌）、低い声で単調なしゃべり方（単調言語）になります。その他、文字を書いているとだんだん字が小さくなっていく小字症もみられます。

図表5-1◆パーキンソン病の4大運動症状

1
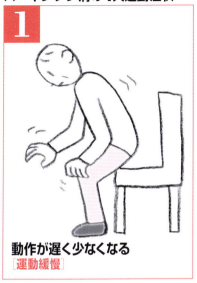
動作が遅く少なくなる
［運動緩慢］

2
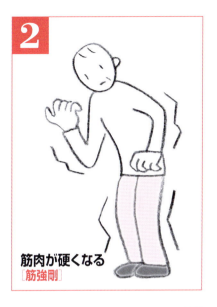
筋肉が硬くなる
［筋強剛］

3
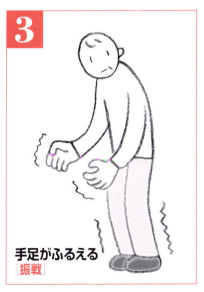
手足がふるえる
［振戦］

4
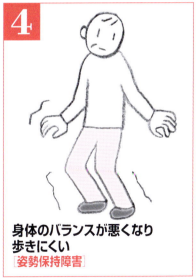
身体のバランスが悪くなり歩きにくい
［姿勢保持障害］

筋強剛とは、筋肉が硬くなって自然に身体を動かすことができなくなる状態をいいます。たとえば、肘の関節を伸ばそうとすると、筋肉がこわばっているため、スムースに伸ばすことが難しく、「カクン、カクン」という不自然な抵抗が感じられます。

振戦は、左右どちらか片側の手から始まり、次に足に現れてくるのが一般的です。手の振戦は、手を膝の上に置いた静止時（静止時振戦）や歩いているときに多くみられます。

姿勢保持障害は、身体のバランスが悪く、倒れやすくなったり、立ったり姿勢を保ったりすることが困難になる状態で、疾患が進行するにつれて現れてきます。歩いているうちにしだいに前のめりになり、速足になる場合もあります（突進現象）。パーキンソン病では疾患がある程度進行してから認められます。

ホーン・ヤール分類と生活機能障害度

運動症状の程度を把握するのにもっともよく用いられるのが、「ホーン・ヤール（Hoehn & Yahr）の重症度分類」[図表5-2]です。片側のみに症状がみられる「ステージ1」から、車いすあるいは臥床状態の「ステージ5」まで5段階に分類されています。パーキンソン病では、発症後10年経過すると、多くの患者は「ステージ3」（姿勢保持障害が認められる）以上になります。

また、厚生労働省の「生活機能障害度」では、日常生活動作における介助の有無によって3段階に分類しています。1度は「日常生活・通院にほとんど介助を要しない」、2度は「日常生活・通院に部分的介助を要する」、3度は「日常生活に全面的介助を要し、独力では歩行起立不能」です。ちなみに、ホーン・ヤールのステー

図表5-2◆
ホーン・ヤールの重症度分類

ステージ1
症状は一側性で機能的障害はないか、あっても軽度

↓

ステージ2
両側性の障害はあるが、姿勢保持の障害はない。日常生活・職業に多少の障害はあるが、行うことができる

↓

ステージ3
立ち直り反射に障害がみられ、活動は制限されるが、自力での生活が可能

↓

ステージ4
重篤な機能障害があり、自力のみの生活は困難だが、支えずに歩くことはどうにか可能

↓

ステージ5
立つことが不可能となり、介護なしにはベッド・車いすの生活を余儀なくされる

ジ3以上でかつ生活機能障害度が2度以上であれば、難病（特定疾患）申請の対象となります。

自律神経症状や精神症状も

　非運動症状としては、便秘、起立性低血圧による立ちくらみ、排尿障害などの自律神経症状、抑うつ症状や幻覚などの精神症状、認知障害、不眠（入眠困難、中途覚醒、早朝覚醒、熟眠困難）、日中の過度の眠気などがみられます。この他、最近特に注目されているものに、レム睡眠行動障害などの睡眠障害、嗅覚障害、感覚障害などがあります。そして、これらは運動症状に先行することもあり、早期診断につながる重要な症状と考えられています。

Q6

パーキンソン病の検査には どのようなものがありますか?

A

　パーキンソン病における検査は、主に4つの目的のもとに行われます。

◆バイオマーカー◆1やその可能性のあるものに基づいて、
　臨床診断の確度を高める
◆他疾患を除外する
◆病態生理を把握する
◆治療の効果判定を行う

　ここでは、一般的に行われる検査について解説します。

血液検査

　パーキンソン病では、一般血液による異常は認められません。

自律神経機能検査

　パーキンソン病では、末梢自律神経系にも障害がおよぶことから、さまざまな自律神経障害に伴う症状や検査異常がみられます。

　心血管系自律神経検査としては、被検者自身の足で起立する「能動的起立試験」(シェロング試験)あるいは電動式のテーブル(ティルトテーブル) などを用いて他動的に行う 「ヘッドアップティル

ト試験」があります。後者は前者に比べて血圧低下が大きく、心拍増加は少なくなります。能動的起立負荷またはヘッドアップティルト試験（60度以上）で、3分以内に収縮期血圧20mmHgまたは拡張期血圧10mmHg以上の血圧低下をきたした場合、起立性低血圧と診断します。

「心電図RR間隔変動係数」（CVR-R）は、副交感神経系の障害を判定することができます。また、24時間ホルター心電図を用いて演算処理を行うと、RR間隔変動の低周波成分（交感神経機能の指標）、高周波成分（副交感神経機能の指標）に分けることも可能です。

嗅覚検査

パーキンソン病では、運動症状が現れる早期に、あるいは先行して嗅覚の低下が認められ、他のパーキンソニズム[2]との鑑別になること、早期診断になりうる可能性が報告されています。後に述べますが、国際パーキンソン病・運動障害疾患学会（International Parkinson and Movement Disorder Society; MDS）が2015年に提唱したパーキンソン病の診断基準においても、パーキンソン病を支持する特徴の1つとしてあげられています。検査法には種々のものがありますが、わが国では近年、'OSIT-J' という日本で開発された日本人のための嗅覚検査法が

[1]
生体内の生物学的変化を定量的に把握するため、生体情報を客観的に数値化・定量化した指標。
[2]
パーキンソン病の運動症状がみられるものの、パーキンソン病ではない他の類縁疾患。

Ⅱ
パーキンソン病とはどのような病気ですか？

広く用いられています。

経頭蓋超音波検査

　プローブを側頭骨に密着させて行う「経頭蓋超音波検査」では、パーキンソン病の場合、黒質が高輝度として描出されます。正常では認められないため、パーキンソン病の鑑別診断に用いられます。ただし、高齢者（特に女性）ではビーム自体が入りにくく、検査不能となる例があります。

形態画像検査

　Q18[p084] 参照。

機能画像検査

　Q19[p088]、Q20[p091] 参照。

髄液検査

　パーキンソン病では、一般髄液検査による異常は認められません。一方、脳内のドパミン濃度が減少し、これがさまざまな運動症状を引き起こしますが、髄液のドパミン代謝産物、ホモバニリン酸は低下します。

　なお、最近では、α-シヌクレインの検出が試みられることもあり、パーキンソン病では低下するといわれています。

図表6◆
パーキンソン病の主な検査

- 血液検査
- 髄液検査
- 嗅覚検査
- 自律神経機能検査
- 経頭蓋超音波検査
- 形態画像検査
- 機能画像検査

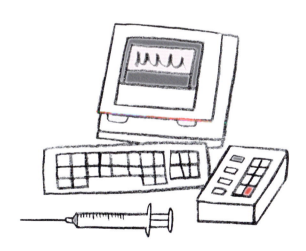

II パーキンソン病とはどのような病気ですか？

Q7 パーキンソン病の診断は どのように行われますか?

A

4大症状のうち2つがみられたら

まず、「運動緩慢」「筋強剛」「振戦」「姿勢保持障害」の4つの運動症状のうち2つが認められた場合、パーキンソン病の症状があると考えます。そのうえで、病歴や服薬歴に基づき、薬剤性パーキンソン症候群を鑑別します。

次に、脳MRIなどで画像所見を把握します。脳梗塞や脳出血、あるいは大脳白質のびまん性慢性虚血性変化などが認められなければ、血管性パーキンソン症候群は否定的です。また、パーキンソン病と同様に神経細胞が変性して起こる他のパーキンソン症候群◆1との鑑別は、自律神経症状の有無、脳MRIの所見(パーキンソン病では原則的に脳MRIは正常)などで行います。

さらに、後に述べますが、心臓のMIBGの集積が低下している場合、パーキンソン病の可能性が高いことが報告されています。最終的には、抗パーキンソン病薬(パーキンソン病患者に用いる薬)によって自覚症状や神経症状に明らかな改善がみられれば、パーキンソン病と診断します。

わが国の臨床診断基準

　わが国では、1995年に作成された、厚生労働省特定疾患・神経変性疾患調査研究班によるパーキンソン病の臨床診断基準があります。この基準のなかでは、診断のポイントとして振戦（特に静止時振戦）が重視され、これに運動緩慢、筋強剛、姿勢保持障害を加えた4症候のうち1つ以上があること、脳の形態画像検査で他の疾患が除外できること、抗パーキンソン病薬による治療が有効であることをあげています。症状の左右差にも言及しています。

MDSによる新しいパーキンソン病の診断基準

　近年、新しい検査法が開発されたり病理学的な病態進展モデルが提唱されるなど、パーキンソン病に関する知見が集積されてきました。そのような中で、2015年に国際パーキンソン病・運動障害疾患学会（MDS）から新たなパーキンソン病の診断基準が提唱されました [p044、図表7]。この診断基準では、診断の特異度が90％以上になることを目標とした"臨床的に確実なパーキンソン病"と、感度と特異度の両方が80％以上になることを目標とした"臨床的にほぼ確実なパーキンソン病"とに診断します。日本から多くのエビデンスが報告されたMIBG心筋シンチグラフィや嗅覚検査の所見がパーキンソン病を直接規定する支持的基準（supportive criteria）として取り入れられています。この診断基準は今後世界的に広く使用されていくものと考えられます。

◆1
本書では、疾患としてのパーキンソン症候群と、症状としてのパーキンソニズム（パーキンソン病などでみられる運動症状）を異なる概念として扱います。

パーキンソン病とはどのような病気ですか？

図表7◆

MDSによる新しいパーキンソン病の診断基準(抜粋)

まずパーキンソニズムとは運動緩慢に加え、静止時振戦あるいは筋強剛の一方ないし両方との組み合わせで定義される。すべての重要な症候はMDS-UPDRSに記載されている通りに診察する必要がある。パーキンソニズムがあると判断された場合、以下に従って評価する。

臨床的に確実なパーキンソン病は右記の条件を要する	1. 絶対的除外基準に抵触しない
	2. 少なくとも2つの支持的基準に合致する
	3. 相対的除外基準に抵触しない
臨床的にほぼ確実なパーキンソン病は右記の条件を要する	1. 絶対的除外基準に抵触しない
	2. 相対的除外基準と同数以上の支持的基準がみられる。ただし2つを超える相対的除外基準がみられてはならない
支持的基準	1. ドパミン補充療法による明確で劇的な効果が認められる
	2. L-ドパ誘発性のジスキネジア
	3. 静止時振戦
	4. 嗅覚消失、あるいはMIBG心筋シンチグラフィにおける心臓交感神経の脱神経
絶対的除外基準	1. 小脳症状
	2. 下方への垂直性核上性眼球運動障害
	3. 5年以内に行動障害型前頭側頭型認知症や原発性進行性失語の診断基準を満たす症候
	4. パーキンソン症状が3年を超えて下肢に限局
	5. 薬剤性パーキンソニズム
	6. L-ドパによる客観的な効果がない
	7. 皮質性感覚障害、観念運動失行、進行性失語
	8. 機能画像でドパミン系の節前機能が正常
	9. 専門医が、PD以外の別の症候群である可能性が高いと判断
相対的除外基準	1. 発症5年以内に、常時車いす
	2. 5年以上運動症状の進行が全くみられない
	3. 発症5年以内に、重度の発声障害、構音障害
	4. 吸気時の呼吸障害
	5. 発症5年以内の重度の起立性低血圧
	6. 発症3年以内の姿勢保持障害による転倒
	7. 発症10年以内の首下がりあるいは手足の拘縮
	8. 罹病期間が5年に達しても、睡眠障害、自律神経障害、嗅覚低下、精神障害を認めない
	9. 他に説明のつかない錐体路徴候
	10. 両側で対称性のパーキンソン症状。患者あるいは介護者が、発症時に左右差のない両側の症状があったと報告し、かつ診察で左右差が認められない

Q8

パーキンソン病では
どこが障害されますか?

A

　パーキンソン病は、脳・脊髄などの中枢神経系のみならず、さまざまな臓器を支配する末梢自律神経系に広汎な病理学的変化が起こります。その意味で、パーキンソン病はレビー小体型認知症とともに"全身病"であると考えられています [p012、図表3-1]。

黒質の神経細胞が壊れる

　運動症状は、中脳黒質の神経細胞の障害によって生じます。黒質の神経細胞はドパミンを産出し、大脳基底核の被殻と尾状核（両者を合わせて線条体）というところに神経線維を延ばしてこれを運びます。黒質の神経細胞が変性・脱落し、産生されるドパミンの量が正常の20％以下に減少すると、パーキンソン病の運動症状が出現すると考えられています [p047、図表8-1]。脳の神経細胞は、どんな人でも年をとるにつれて変性・脱落して減少しますが、パーキンソン病の患者では、この黒質の神経細胞の老化が正常の人より速く進行します。

　一方、パーキンソン病では前述のとおりさまざまな非運動症状がみられますが、その症状に対応する種々の場所が障害されます。嗅覚低下は嗅球やそれ以降の嗅覚経路の病理学的変化によって、

また便秘は消化管自律神経叢や中枢の自律神経系の病理学的変化によって起こります。

病理学的変化のプロセス

神経細胞の障害には、神経突起にα-シヌクレインの凝集物が蓄積する場合（レビー神経突起）と、主に神経細胞体にレビー小体が形成される場合があります。この過程で神経細胞は変性・脱落するものと考えられます。

ブラーク（Braak H）らは、ILBD◆1とパーキンソン病患者の脳を調べ、パーキンソン病における病理学的変化の進展過程について報告しました。α-シヌクレイン陽性のレビー小体病変（レビー小体、レビー神経突起など）は、延髄の迷走神経背側核、嗅球から始まり（ステージ1）、橋の青斑核—青斑下核複合体（ステージ2）、中脳の黒質（ステージ3）と脳幹を頭側へ進展し、前内側側頭葉中間皮質（ステージ4）、前頭前野、高次感覚連合野（ステージ5）、最終的には一次感覚連合野（ステージ6）に至るとしました [p014、図表8-2]。

末梢神経系では、ILBD患者やパーキンソン病患者の食道の筋層間神経叢、心臓神経叢、皮下の自律神経などにレビー小体病変が認められます。

このように、パーキンソン病では運動症状の責任病巣である中脳黒質に先行して延髄下部と嗅球から病理学的変化が始まり、また末梢自律神経系の病理学的変化もごく早期に始まるものと考えられます。

046

図表8-1◆
パーキンソン病の脳内機序

黒質の神経細胞はドパミンを産出し、
線条体に神経線維を延ばして
これを運ぶ。
黒質の神経細胞が変性・脱落し、
産生されるドパミンの量が
正常の20％以下に減少すると、
パーキンソン病の運動症状が現れる。

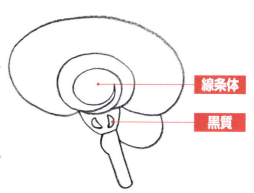

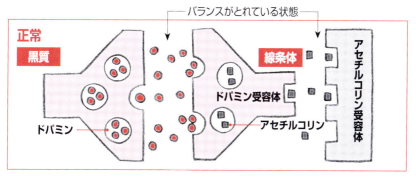

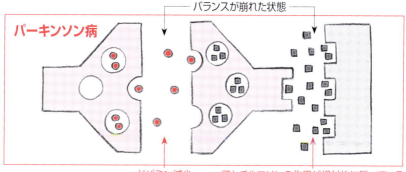

◆1
incidental Lewy body diseaseの略。
生前、パーキンソニズムがなく、剖検時に偶然中枢神経系内にレビー小体が認められる例で、
発症前のパーキンソン病と考えられる。

Q9 パーキンソン病と鑑別すべき病気にはどのようなものがありますか?

A

　パーキンソン病との鑑別を要するものには、脳の血管障害によって起こる「血管性パーキンソン症候群」、薬剤による「薬剤性パーキンソン症候群」、「多系統萎縮症」などの神経変性疾患、「特発性正常圧水頭症」などがあげられます。また、本態性振戦と鑑別が必要なこともあります。

血管性パーキンソン症候群

　血管性パーキンソン症候群は、上肢の症状が比較的軽く、下肢に強いのが特徴です。足は「逆ハの字」で、すり足が多くみられます。深部腱反射の亢進、左右差などもあります。

薬剤性パーキンソン症候群

　薬剤性パーキンソン症候群は、薬剤服用後数日から数週で発症します。一般に、薬剤を中止して改善すれば診断は確定しますが、一時的に症状が改善しても、後にパーキンソン病を発症することがあるので注意が必要です。

頻度の高い薬剤に、ベンザミド系のスルピリド（ドグマチール®）、ブチロフェノン系のハロペリドール（セレネース®）、制吐薬のメトクロプラミド（プリンペラン®）、フェノチアジン系のクロルプロマジン（ウィンタミン®）などがあげられます。

多系統萎縮症

多系統萎縮症（MSA）[p026]では、パーキンソニズムがみられますが、静止時振戦は少なく、左右差もみられないのが一般的です。歩行時のふらつきや呂律が回りにくいなどの小脳症状、自律神経症状（パーキンソン病と異なり、頻尿より尿が出にくいことが多い）を併せもっています。パーキンソニズムが主体の場合には「線条体黒質変性症」とよびますが、パーキンソン病との鑑別が困難な場合があります。運動機能障害の進行はパーキンソン病よりも速く、自律神経障害ともあいまって機能予後は不良です。

進行性核上性麻痺

進行性核上性麻痺（PSP）も、パーキンソニズムがみられますが、静止時振戦は少なく、左右差もみられないのが普通です。特に発症早期から転びやすくなるとともに、上下の眼球運動障害、姿勢異常（頭部や上半身の後屈）が起こります。進行すると、認知障害や嚥下障害などがみられます。

大脳皮質基底核変性症

大脳皮質基底核変性症（CBD）は、パーキンソニズムをきたし、特に左右差の強いことが特徴です。さらに、腕や手が思いどおり

パーキンソン病とはどのような病気ですか？

に動かない「他人の手徴候」、あるいは失行◆1などを併せもちます。認知症が現れることがしばしばあり、CTやMRIでは脳の萎縮に左右差がみられます。

特発性正常圧水頭症

　特発性正常圧水頭症（iNPH）は、①歩行障害を主とするパーキンソニズム、②認知症、③尿失禁を3大症状とします。上肢の症状は比較的軽く、下肢に強いのが特徴で、足は逆ハの字が多くみられます。脳MRIによる特徴的所見があり、30mlほどの髄液を排除し、一定の効果があれば、特発性正常圧水頭症と診断されます。シャント手術◆2により改善する治療可能な疾患です。

本態性振戦

　本態性振戦とは、基本的には静止時振戦はなく、姿勢時振戦を主徴とし、他の神経所見を認めないものをいいます。パーキンソン病のごく早期には鑑別が難しいことがあります。振戦は、手、口、頭にみられ、振幅は初期には軽度ですが、次第に大きくなり、書字などに影響することもあります。振動数は6〜10Hzで、パーキンソン病の静止時振戦より速いことが多く、精神的緊張によって増強し、アルコールや鎮静剤で軽減します。

◆1
麻痺などがなく、運動が可能であるにもかかわらず合目的な行為ができない状態。

◆2
症状の原因となる過剰な髄液を持続的かつ一定量排除するための手術法。

Q10 パーキンソン病の治療はどのように行われますか?

A

　パーキンソン病の主な治療は薬物療法です。その目的は、脳内で減少しているドパミンを増加させることで、ドパミンの前駆物質であるL-ドパを服用します（ドパミン補充療法）。その他、ドパミンと同様の作用を有する薬剤（ドパミンアゴニスト）、ドパミンの放出を促す薬剤（アマンタジン）、ドパミンを分解する物質の阻害薬（セレギリン、ラサギリン、コムト阻害薬）、ゾニサミド、アセチルコリンを減少させる薬剤（抗コリン薬）などを用います[p054、図表10]。

　なお、薬物療法以外の治療には、脳深部刺激療法◆1などの脳の外科的治療、リハビリテーションなどがあります。

L-ドパ

　治療薬の中心となるのがL-ドパです。もっとも有効性が高く、多様な運動症状に効果があります。アミノ酸の一種で、安全性は高いものの、食物中の蛋白（アミノ酸）と吸収時に競合するため、食事の影響を受けることがあります。また、長期間の使用に伴う運動合併症（ウェアリングオフ◆2やジスキネジア◆3）が生じます。最近は、このような進行期パーキンソン病に対して、胃瘻を造設

し、腸にL-ドパを持続的に投与する方法もあります（空腸投与用L-ドパ／カルビドパ配合剤〔L-ドパ持続経腸療法〕）。

ドパミンアゴニスト

ドパミンアゴニストは、治療の準主役ですが、L-ドパに比べて運動合併症が少ないとされます。麦角系ドパミンアゴニストでは心臓の弁膜症が起こる可能性が指摘され、第一選択薬ではなくなりました。なお、非麦角系においても、時に突発的睡眠◆1などの副作用が指摘されており、効果と副作用を考慮しながら使用します。また貼付剤のニュープロ®パッチが使用できるようになりました。

塩酸アマンタジン

塩酸アマンタジンは、抗パーキンソン病作用が比較的軽く、効果に限界があります。また、精神症状や幻覚を悪化させることもあります。一方で、ジスキネジアに有効とされています。

抗コリン薬

抗コリン薬は、最初に開発された治療薬です。振戦に有効ですが、効果に限界があります。便秘や眼の調節障害、幻覚、記憶障害などの認知症の悪化などの副作用があります。

MAO-B阻害薬

MAO-B阻害薬のうちセレギリンは、L-ドパが分解されるのを阻害し、L-ドパの効果を高めるのがセレギリンです。単独でも抗パーキンソン病作用があります。覚醒作用があるため、眠気の強

い患者に使うことがありますが、一方で精神症状が出やすく、ジスキネジアが多くみられるようになります。また、2018年6月からは同じ作用機序を持つラサギリンも使用できるようになりました。

エンタカポン

エンタカポンは、L-ドパの分解を阻害し、L-ドパの効果を長続きさせます。これだけでは抗パーキンソン病作用はありません。特にウェアリングオフに有効です。

ドロキシドーパ

ドロキシドーパは、すくみ足に有効との報告がありますが、運動改善効果は比較的弱いと考えられます。副作用は比較的少なく、低血圧に有効です。

ゾニサミド

ゾニサミドは、わが国で開発された抗てんかん薬ですが、抗パーキンソン病作用が確認され、2010年より使用が可能となりました。L-ドパに加えて他の抗パーキンソン病薬を使用しても十分に効果が得られない場合に使用します。

イストラデフィリン

イストラデフィリンは、アデノシン A2A 受容体の阻害作用を持つ、全く新しい抗パーキンソン病薬です。ウェアリングオフの改善に効果があります。

図表10◆
パーキンソン病に用いられる薬剤

L-ドパ	**経口・貼付・注射**		ネオドパストン®、マドパー®、メネシット®、ECドパール®など
	持続経腸療法		デュオドーパ®
ドパミンアゴニスト	**非麦角系**	**プラミペキソール**	ビ・シフロール®、ミラペックスLA®
		ロピニロール	レキップ®、レキップCR®
		ロチゴチン	ニュープロ®パッチ
	麦角系	**ペルゴライド**	ペルマックス®
		カベルゴリン	カバサール®
		ブロモクリプチン	パーロデル®
塩酸アマンタジン	シンメトレル®		
抗コリン薬	アーテン®、アキネトン®など		
MAO-B阻害薬	**セレギリン**	エフピー®	
	ラサギリン	アジレクト®	
エンタカポン	コムタン®（スタレボ®：L-ドパとの合剤）		
ドロキシドーパ	ドプス®		
ゾニサミド	トレリーフ®		
イストラデフィリン	ノウリアスト®		

◆1
脳のある部位に電極を留置し、この電極の電気刺激により
その部位の過剰の活動を抑えて症状を改善させる治療法。

◆2
抗パーキンソン病薬、特にL-ドパの効果持続時間が短くなるために、
内服後しばらくは効いているが、すぐに効果がなくなってしまう現象。

◆3
上肢・下肢や体がクネクネと勝手に動く不随意運動で、
L-ドパの長期服用後にみられる運動合併症の1つ。

◆4
眠気などの前兆がなく、突然寝てしまう症状。

COLUMN
パーキンソン病を早期診断するメリット

　現在、パーキンソン病の治療においては、疾患そのものを治癒させる、あるいは進行を抑制させることはできません。そのため、症状を改善させる対症療法が主となります。しかし近年、疾患修飾の可能性のある薬剤の開発が盛んに行われています。近い将来、このような薬剤が導入される可能性は高く、その意味で早期診断法を確立し、これに備える必要があります。

　一方、最近パーキンソン病では早期治療が重要であるとの考え方が提唱されています。シャピラ（Schapira AHV）らは、パーキンソン病早期の脳内で起こっている代償機構は、長期的には神経細胞に悪影響を与える可能性があるので、早期治療によりこれを是正する必要があると報告しています。代償機構として、線条体でのドパミンの代謝［p047、図表8-1］、ドパミン受容体感受性の亢進、淡蒼球外節の視床下核への興奮性増加などがあり、このために細胞内代謝需要の増加、酸化ストレス、興奮毒性◆1が起こり、中脳黒質神経細胞が悪影響を受けると考えられています。早期治療でこの代償機構を是正することにより、神経細胞への悪影響が取り除かれると考えられるため、早期診断が重要になります。

　さらに、いくつかの臨床研究では、早期治療によりその後の症状改善効果も良好であることが示されており、脳の可塑性変化が早期治療により促進されることが推定されています。したがって、すでに症状が出ており、日常生活動作に支障がみえ始めたら、早期に診断し、速やかに治

療を開始することが望ましいといえます。

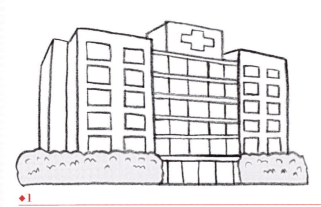

◆1
低濃度では興奮性の神経伝達物質として作用するが、
高濃度になると神経毒性としてはたらくようになる性質。

III

レビー小体型認知症とはどのような病気ですか?

Q11
レビー小体型認知症は日本で発見されたというのは本当ですか?

A

1976年に日本で発見

　レビー小体型認知症は、筆者（小阪）の1970年代半ば以降の一連の研究報告によって世界的に知られるようになった疾患です。

　筆者は、1976年、大脳皮質にレビー小体がみられ、認知障害・パーキンソニズムを示す65歳の女性について症例報告を行いました。そもそもレビー小体は、1912年のレビー（Lewy FH）の発見によるものですが、その後半世紀以上にわたって、レビー小体は大脳皮質に出現しない、あるいは現れてもごく少数であるというのが支配的な意見でした。その意味で、これが世界に先駆けた貴重な報告となりました。

びまん性レビー小体病からレビー小体型認知症へ

　その2年後、筆者は同様の3症例に基づいて、大脳皮質型のレビー小体について詳細な報告を行います。1980年には「レビー小体病」（Lewy body disease; LBD）という概念を、そして1984年には「び

図表 11-1◆
レビー小体型認知症をめぐる歴史的出来事

1817 パーキンソンがパーキンソン病を発見

1906 アルツハイマーがアルツハイマー病を発見

1912 レビーがパーキンソン病の脳内でレビー小体を発見

1919 トレティアコフが「レビー小体」と命名

1976 小阪憲司が、大脳皮質にレビー小体がみられ、
認知障害・パーキンソニズムを示す症例 [65歳・女性] について、
世界で初めて報告

1978 小阪憲司が、3症例に基づき、
大脳皮質型のレビー小体について詳細報告

1979 小阪憲司が欧州での初症例を報告

1980 小阪憲司が「レビー小体病」を提唱

1984 小阪憲司が「びまん性レビー小体病」を提唱

1990 小阪憲司が「びまん性レビー小体病」を「通常型」と「純粋型」に分類

1995 レビー小体による認知症に関する初の国際ワークショップ開催 [英国]

1996 レビー小体型認知症の国際的研究グループ [CDLB] による
診断基準の発表。
「レビー小体型認知症」の命名が決定

2005 診断基準改訂版の発表。
「パーキンソン病」「認知症を伴うパーキンソン病」
「レビー小体型認知症」をまとめて
「レビー小体病」とよぶことが記載される

2007 米国のレビー小体型認知症・パーキンソン病ワーキンググループが、
「レビー小体病」について同様の提案を行う

2007 「レビー小体型認知症研究会」発足 [日本]

2008 「レビー小体型認知症家族を支える会」発足 [日本]

2014 「レビー小体型認知症家族を支える会」の後継組織として、「レビー小
体型認知症サポートネットワーク(略称 DLBSN)」発足 [日本]

2015 国際DLBカンファランス開催 [米国]

2017 国際DLBカンファランスでの討議内容を踏まえたDLBの臨床診
断基準(2017年版)の発表

III
レビー小体型認知症とはどのような病気ですか?

059

まん性レビー小体病」(diffuse Lewy body disease; DLBD)という概念を提唱します。これらが契機となって、その後1980年代半ばから欧米で類似の報告が相次ぐようになったのです。

1995年に、レビー小体による認知症に関する初の国際ワークショップが英国で開催され、この疾患の名称について議論がありました。'Kosaka's disease'（小阪病）という案も出されましたが、病名に人名を冠することが少なくなる傾向にあるなか、結局、'dementia with Lewy bodies'（レビー小体型認知症）という名称が記載されることになりました。

牽引役として期待される日本

現在、レビー小体型認知症は、アルツハイマー型認知症に次いで多いとされ、脳血管性認知症と併せて「三大認知症」とよばれます。今後、患者がますます増加することが予想されるなか、「日本で見つけた病気を日本で開発されたMIBG心筋シンチグラフィで鑑別し、日本で開発された薬（アリセプト®）で治す」といわれるように、レビー小体型認知症の医療・研究の牽引役として、日本は大いに期待されているところです。

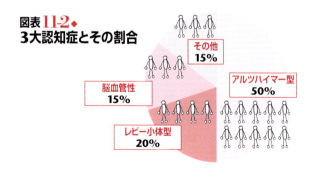

図表11-2◆
3大認知症とその割合

Q12 レビー小体型認知症とは どのような病気ですか?

A

　レビー小体型認知症は、臨床的には、主に初老期・老年期、ときには若年期に発症する、進行性の認知障害とパーキンソニズムや自律神経症状などで特徴づけられる疾患といえます。

　65歳以上の高齢者に多くみられますが、40〜50歳代も少なくありません。また、アルツハイマー型認知症と比較して、男性に多い傾向があります。わが国では、未診断患者などを含めると、総計で約90万人いると推計されています。

認知障害

　レビー小体型認知症は、認知症の一種であるため、記憶障害や見当識障害、理解力・判断力の低下といった認知障害をきたします。ただし、初期から中期にかけては、記憶障害があまり目立たない一方で、幻視やレム睡眠行動障害、抑うつ症状、パーキンソニズムなど、特徴的な症状が現れることが少なくありません[p062、図表12]。

図表12◆
レビー小体型認知症に特徴的な症状

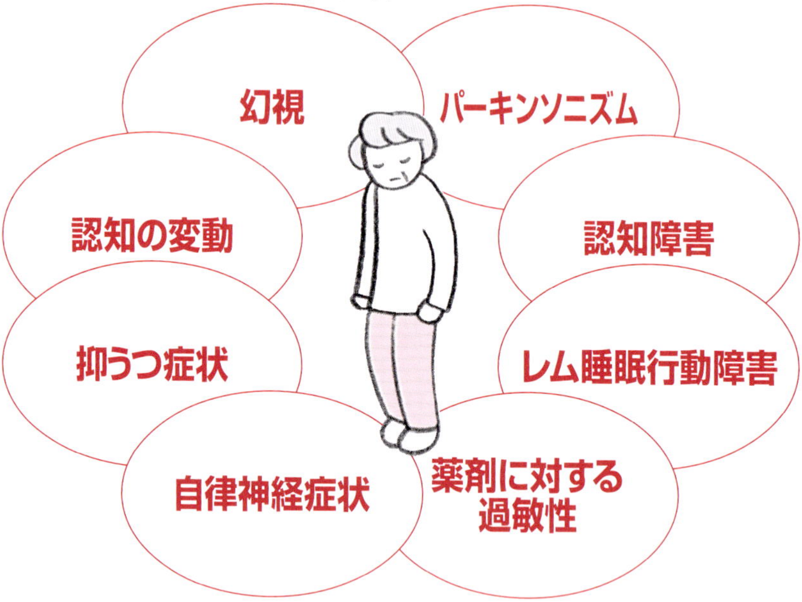

幻視

パーキンソニズム

認知の変動

認知障害

抑うつ症状

レム睡眠行動障害

自律神経症状

薬剤に対する
過敏性

幻視や誤認、妄想

　幻視とは、「ネズミが天井を這いまわっている」「ご飯の上に虫が乗っている」「子どもがベッドの上で遊んでいる」など、実際には見えないものが本人にはありありと見える症状です。見える対象の多くは小動物や人で、動きを伴うこともあります。

　誤認も多くの患者にみられます。模様を人の顔と見まちがったり、丸めてある洋服を動物と勘ちがいしたりします。また、変形視（地面が波打って見える、柱がゆがんで見えるなど）や視空間認知能力の低下など、視覚にまつわる障害が起こりやすいのがレビー小体型認知症の特徴です。

なお、幻視は妄想を引き起こす場合もあります。たとえば、「知らない男が家に頻繁に出入りして、財産を盗んでいく」といったものです。その他に、聞こえるはずのないものが聞こえる幻聴が加わることもあります。

認知の変動

　日や時間帯によって、頭がはっきりしている状態とボーッとしている状態が入れ替わり起こる（波がある）のも特徴です。これを「認知の変動」といいます。原因は、脳幹網様体の障害が関係していると思われます。記憶力や理解力、判断力などの認知能力が低下したときに神経心理検査をした場合、明らかに低得点を示すことになります。

パーキンソニズム

　Q5 [p034] 参照。

レム睡眠行動障害

　睡眠中に悪夢をみて、大きな声で寝言を発したり、怒ったり、怖がったり、暴れたりといった行動をとることがあります。レム睡眠の最中にあらわれるため、これをレム睡眠行動障害（REM sleep behavior disorder; RBD）といいます。

　レビー小体型認知症と診断された患者には、この症状が10年前や20年前に現れ、その後何年も続いたという例が少なくありません。したがって、レム睡眠行動障害は、レビー小体型認知症の前駆症状として示唆されているものの1つです。

自律神経症状

　自律神経症状 [p031] もレビー小体型認知症の患者によくみられるものです。具体的には、起立性低血圧、便秘、頻尿、多汗・寝汗、倦怠感などです。起立性低血圧は、場合によっては、転倒や失神を起こす危険があります。

抑うつ症状

　レビー小体型認知症の初期に現れやすいものに、抑うつ症状があります。レビー小体型認知症の人の約7割にみられるともいわれています。レビー小体型認知症の知識を有する医師であれば、抑うつ症状のある高齢者が受診した場合、まずレビー小体型認知症を疑うことができますが、そうでない場合、うつ病と誤診してしまうことがあります。

薬剤に対する過敏性

　Q17 [p078] 参照。

Q13 レビー小体型認知症の検査にはどのようなものがありますか？

A

神経学的検査

神経学的検査は、脳血管性認知症との鑑別やその他のパーキンソン症候群との鑑別 [p048]、パーキンソニズムを把握するうえで重要な検査です。

神経心理検査

認知機能検査としては、「ミニメンタルステート検査」（mini-mental state examination; MMSE）◆1、「長谷川式認知症スケール」（HDS-R）◆2、'FAST'（functional assessment staging）、'CDR'（clinical dementia rating）などがあります。これらは、アルツハイマー型認知症との鑑別、認知障害や生活障害の状態・程度を把握するうえで施行されます。

その他、レビー小体型認知症では視覚認知障害あるいは視覚構成障害が生じるため、「時計描画テスト」や「錯綜図テスト」[p066、図表13]、「山口式キツネ・ハト模倣テスト」◆3、「パレイドリアテスト」◆4などが必要に応じて行われます。

**図表13◆
錯綜図テスト**
図形がいくつ描かれているか、あるいは特定の図形がどこにあるかを答えさせる。

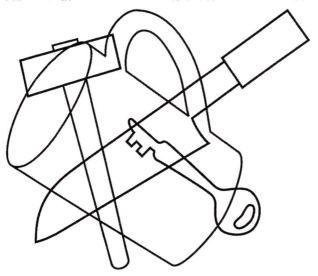

形態画像検査

Q18[p084] 参照。

機能画像検査

Q19[p088]、Q20[p091] 参照。

脳波検査

　レビー小体型認知症に特有の脳波というのはありませんが、脳波検査は、てんかん性疾患、脳腫瘍、頭部外傷、脳血管障害などの鑑別に用いられることがあります。

血液検査

　甲状腺ホルモンやビタミンB₁などの減少によって認知障害を呈することがあるため、血液検査を行います。また、GOT、GPT、γGTPなどの肝機能低下の有無を調べることが必要な場合もあります。

自律神経機能検査

　Q6[p038] 参照。

◆1

「記憶」「見当識」「計算」「3語の遅延再生」「命令指示」「図形模写」「概念構成」など
11項目からなる。
簡便な尺度として世界的に用いられている。

◆2

わが国で長らく用いられてきた尺度。
「年齢」「日時の見当識」「数字の逆唱」「5つの物品記銘」「言語の流暢性」など9項目からなる。
5分程度の施行時間で行える。

◆3

視空間認知能力検査の1つ。患者と向き合い、手指でキツネおよびハトの模範を見せながら、
「私の手を見て、同じ形をつくってください」と指示する。
レビー小体型認知症患者はこの課題が困難。

◆4

写真を見せ、何が見えるかを説明してもらう単純な検査。
レビー小体型認知症患者は、花の写真に「ヒトの顔」、ネクタイの写真に「ほっかむりをした女性の姿」が見える。
高い精度でレビー小体型認知症とアルツハイマー病の鑑別が可能。

Q14

レビー小体型認知症の診断は どのように行われますか?

A

CDLBガイドライン

　レビー小体型認知症の国際的研究グループ（consortium on dementia with Lewy bodies; CDLB）では、1996年に臨床診断基準（CDLBガイドライン）を発表し、2度の改訂を経て2017年改訂版として、現在に至っています [図表14-1]。

レビー小体型認知症は2種類ある

　レビー小体型認知症は、「通常型」と「純粋型」の2つに大きく分けられます [p070、図表14-2]。両者には、発病年齢や初発症状、アルツハイマー病変の有無などの点で相違がみられます。

　両者を比較すると、通常型の患者数が圧倒的に多く、通常型は高齢で発病し、アルツハイマー病変による記憶障害を伴うことが一般的です。なお、通常型にはパーキンソニズムがみられない患者が約30%いることが示されています。

　一方、純粋型は、30〜40歳代で発病することが多く、初発症状としてパーキンソニズムを呈します。

図表 14-1 ◆
レビー小体型認知症の臨床診断基準［2017年改訂版］

中心的な特徴	認知機能障害 *1
コアとなる特徴 *2	認知の変動
	構築され、具体的な繰り返される幻視
	レム睡眠行動障害
	薬剤誘発性ではないパーキンソニズム
支持的な臨床特徴 *3	抗精神病薬に対する重篤な過敏性、姿勢の不安定性、繰り返す転倒、失神・原因不明の意識障害、高度の自律神経機能障害（便秘、起立性低血圧、尿失禁など）、過眠、嗅覚低下、幻視以外の幻覚、妄想、アパシー・不安・うつ
指標的なバイオマーカー	基底核におけるドパミントランスポーターの取り込み低下［PET・SPECT］
	MIBG 心筋シンチグラフィでの取り込み低下
	睡眠ポリグラフ検査による筋緊張低下を伴わないレム睡眠の確認
支持的なバイオマーカー	側頭葉内側の保持［CT、MRI］
	後頭葉の血流低下・代謝低下［SPECT、PET］、後部帯状回の比較的保持（cingurale island sigh）［PET］
	脳波検査による後頭部の著名な徐波活動
診断の可能性が低い	他の身体疾患や脳血管性障害の存在
	重篤な認知症の時期に初めてパーキンソニズムが出現

1 ＊初期には著明または持続性の記憶障害は必ずしも起こらない場合がある。
注意・遂行機能・視空間のテストにおいて障害が目立つこともある。
2 ＊probable（ほぼ確実）DLBの診断には2つ、possible（疑い）DLBの診断には1つが必要。
3 ＊1つ以上のコア特徴があり、1つ以上の指標的バイオマーカーがあればprobableの診断が可能。
コア特徴がなくても1つ以上の指標的バイオマーカーがあればpossibleの診断には十分。
probableは指標的バイオマーカーのみで診断するべきではない。

図表14-2◆
2種類のレビー小体型認知症

	通常型		純粋型	
発病年齢	平均**69.2歳**［55～87歳］		平均**38.9歳**［12～71歳］	
初発症状	記憶障害	**57.1**%	記憶障害	**11.1**%
	精神病状態	**14.3**%	精神病状態	**11.1**%
	パーキンソニズム	**14.3**%	パーキンソニズム	**77.3**%
	起立性低血圧	**10.7**%	起立性低血圧	—
アルツハイマー病変	あり		なし	
罹病期間	平均**6.4年**		平均**8.7年**	

出典◆Kosaka K: Diffuse Levy body disease in Japan. Journal of Neurology 237: 197-204, 1990

診断の難しさ

　一般に、レビー小体型認知症の診断は難しいとされます。誤診される主なものには、アルツハイマー型認知症、うつ病、遅発性パラフレニア、統合失調症などがあげられます。

　レビー小体型認知症の多くは、初期には認知障害が目立たず、CTやMRIによる脳の器質的変化は著しくありません。そして、幻覚や妄想、抑うつ症状などがみられることが多くあります。そのため、機能的な精神障害と誤診してしまう可能性があります。一方で、認知障害が著しい場合、それにだけ注目してしまうと、アルツハイマー型認知症と見誤ることも多々あります。

　また、初発症状がパーキンソニズムや自律神経症状の場合もあるため、単なるパーキンソン病や自律神経に伴う身体疾患などととらえられてしまうことも少なくありません。

図表14-3◆
レビー小体型認知症を疑う6つの徴候

1
幻視がみられたら……

2
レム睡眠行動障害が
みられたら……

3
うつ病に認知障害が
みられたら……

4
抗精神病薬に対する
過敏性が
みられたら……

5
パーキンソン病の
経過中に幻視が
みられたら……

6
パーキンソン病の
経過中に認知障害が
みられたら……

III
レビー小体型認知症とはどのような病気ですか?

Q15 レビー小体型認知症では どこが障害されますか?

A

器質的障害

　レビー小体型認知症では、レビー小体の出現に伴う神経細胞や神経突起の障害により、大脳や脳幹、自律神経系、嗅神経などに障害をきたします。

　レビー小体型認知症では、認知障害をきたすものの、大脳皮質の萎縮はあまり目立ちません [p015、図表15-1]。側頭葉内側部や海馬もよく保たれていることが多くあります。ただし、脳幹では、黒質や青斑核の色素が脱落しており、肉眼所見ではパーキンソン病と同様です。

　なお、脳内のコリンアセチルトランスフェラーゼ（ChAT）（アセチルコリンの合成酵素）について、前頭葉ならびに海馬領域でみてみると、アルツハイマー型認知症以上にレビー小体型認知症で減っていることがわかります [図表15-2]。中隔核においても同様に減少します。

機能的障害

　アルツハイマー型認知症の場合、頭頂側頭連合野や楔前部・後

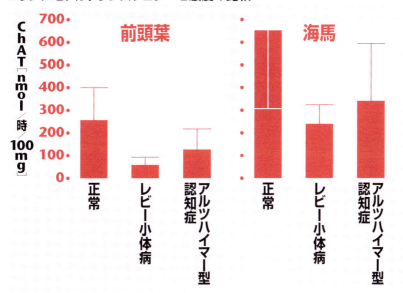

図表15-2◆
コリンアセチルトランスフェラーゼ濃度の比較

出典◆Tiraboschi P, et al: Cholinergic dysfunction in dementia with Lewy bodies. Neurology 54: 407-411, 2000

部帯状回などに血流・代謝の低下がみられるのが一般的ですが、レビー小体型認知症では、頭頂葉・後頭葉、ならびに後頭葉一次視覚野に血流・代謝低下が起こってきます[p016、図表15-3]。

ただし、SPECT[p088]による機能画像においては、診断の特異度◆1は高いものの、感度◆2が十分ではないこともあり、後頭葉の血流低下にとらわれすぎると誤診してしまう可能性もあります。

◆1
臨床検査の性格を決める指標の1つで、
ある検査について「陰性のものを正しく陰性と判定する確率」を指す。

◆2
「陽性と判定されるべきものを正しく陽性と判定する確率」と定義される値。

Q16 レビー小体型認知症と鑑別すべき病気にはどのようなものがありますか？

A

アルツハイマー型認知症

　アルツハイマー型認知症は、アミロイドβ蛋白の凝集による老人斑の形成、ならびにタウ蛋白の蓄積による神経原線維変化に伴い、神経細胞が変性・脱落することによってさまざまな認知障害を呈する疾患です。

　米国精神医学会のDSM-Ⅳ（精神障害の診断と統計の手引き・第4版）によれば、「記憶障害」を必須とし、「実行機能障害」「失行」「失認」「失語」の4症状のうち1つがみられ、それらに伴って社会生活に支障をきたしていることが診断要件とされています。

　なお、レビー小体型認知症の多数を占める「通常型」[p068] の場合、程度の差こそあれ、アルツハイマー病変を伴っています。その意味で、レビー小体型認知症患者にはアルツハイマー型認知症に特徴的な認知障害がしばしば合併しています。ただし、レビー小体型認知症とアルツハイマー型認知症では、さまざまに異なる点もあります [図表16-1]。

図表 16-1◆
レビー小体型認知症とアルツハイマー型認知症の違い

	レビー小体型認知症	アルツハイマー型認知症
初期症状	幻視、抑うつ症状、レム睡眠行動障害	もの忘れ
認知障害	主に視覚認知障害に基づく	主に記憶障害に基づく
幻視	多い	少ない
妄想	幻視に基づく妄想	記憶障害に基づく物盗られ妄想など
徘徊	少ない	多い
認知の変動	あり	なし
睡眠障害	レム睡眠行動障害に伴う睡眠障害	単純な睡眠障害
パーキンソニズム	多い	まれ
男女比	男性にやや多い	女性に多い
海馬の萎縮	少ない	あり

脳血管性認知症

　脳血管性認知症は、脳血管障害（脳梗塞、脳出血、くも膜下出血など）を原因とする認知症です。脳のどの部位がどの程度障害をうけるかによって、現れる症状が異なってきます。認知障害だけではなく、麻痺や言語障害などを呈することも少なくありません。

　精神症状としては、記憶障害とともに意欲の低下や情動失禁などが現れやすいのが特徴です。脳梗塞を繰り返す（再発する）こ

とで、段階的に認知障害が重度化していくのが一般的です。

前頭側頭型認知症

　前頭側頭型認知症は、前頭葉の器質的障害から生じる意欲低下や性格変化と、側頭葉の障害から起こる言語障害などがみられる認知症です。現在、この「前頭側頭型認知症」に「意味性認知症」「進行性非流暢失語」を加えた3つを総称して、「前頭側頭葉変性症」とよぶことが一般的になっています[図表16-2]。

　具体的症状は、「脱抑制的言動」「意欲低下・無関心」「時刻表的行動」「滞続言語」「失語」「食べ物へのこだわり」などが特徴とされます。

図表16-2◆
前頭側頭型認知症の分類

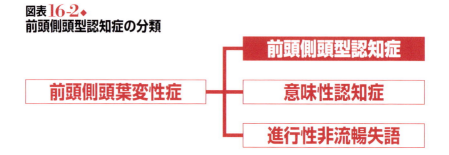

うつ病

　高齢者の場合、身体疾患や薬剤によるうつ病が多く起こります。若年者と比較して、不安や焦燥感が強く、不定愁訴・心気症状が多くみられます。また、認知症の経過中にうつ病を呈することも少なくありません。

なお、高齢者における難治性・遷延性のうつ病は、レビー小体型認知症の可能性が高いといわれています。

パーキンソン病・認知症を伴うパーキンソン病

　Q4[p027] ならびに**Q5**[p034] 参照。

その他のパーキンソン症候群

　「血管性パーキンソン症候群」「薬剤性パーキンソン症候群」「多系統萎縮症」「進行性核上性麻痺」「大脳皮質基底核変性症」などについては、**Q9**[p048] 参照。

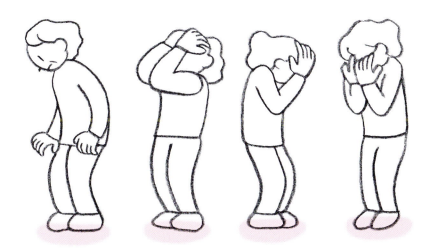

Q17 レビー小体型認知症の治療はどのように行われますか?

A

　アルツハイマー型認知症と同じく、レビー小体型認知症に対しては、その脳病変を治療したり、進行を食い止めたりするような根治薬はまだ開発されていません。今後、α-シヌクレインの凝集を軽減させるような薬剤が期待されています。

　一般に、レビー小体型認知症には、①認知障害に対する薬剤、②幻視・妄想などの精神症状に対する薬剤、③パーキンソニズムに対する薬剤の3つが必要に応じて用いられます。

認知障害に対する薬剤

　認知機能を維持・改善する薬剤といえば、アルツハイマー型認知症に使用されるドネペジル（アリセプト®）があげられます◆1。このアリセプト®が、レビー小体型認知症に対する薬物療法においてもファーストチョイス（第一選択）とされています [図表17]。なぜなら、レビー小体型認知症では、アルツハイマー型認知症以上にマイネルト基底核の神経細胞の脱落が激しく、アセチルコリンが脳内で減少しているためです。

　筆者（小阪）を中心とする臨床治験の結果、2014年9月にレビー小体型認知症に対してアリセプト®が医療保険の適用を許可され

図表17◆
レビー小体型認知症の認知障害・精神症状に対する薬物療法

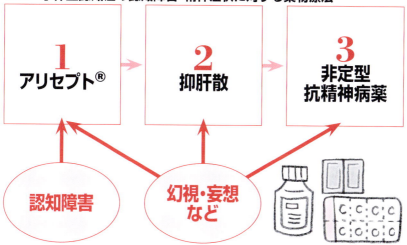

ました。その他のコリンエステラーゼ阻害薬（ガランタミン、リバスチグミン）やNMDA受容体拮抗薬（メマンチン）も使用することがありますが、これらは公的には許可されていません。

幻視や妄想に対する薬剤

　幻視や妄想などに対しても、アリセプト®が効果的であるとされています。また、漢方薬である抑肝散や抑肝散加陳皮半夏は副作用が比較的少なく、患者によっては効果が高いことが知られています。

　その他、こうした精神症状には非定型抗精神病薬（クエチアピン、オランザピン、ペロスピロン、リスペリドンなど）が用いられることがあります。この場合にも、十分な説明・同意が不可欠です。

パーキンソニズムに対する薬剤

　パーキンソニズムに対しては、パーキンソン病治療薬が使用されます（**Q10**[p051]）。ただし、その多くはレビー小体型認知症に対しては医療保険が適用されないため、医師の十分な説明による患者や家族の同意のもと、処方が行われます。ゾニサミド（トレリーフ®）については2018年7月にレビー小体型認知症に対して医療保険の適用が許可されました。

抑うつ症状に対する薬剤

　抗うつ薬はSSRI（選択的セロトニン再取り込み阻害薬）やSNRI（セロトニン・ノルアドレナリン再取り込み阻害薬）が代表的ですが、レビー小体型認知症に対しては、SNRIの他にSARI（トラゾドン塩酸塩）などが有効とされます。

レム睡眠行動障害に対する薬剤

　レム睡眠行動障害に対しては、ベンゾジアゼピン系の抗てんかん薬であるクロナゼパムや、非定型抗精神病薬のクエチアピンや抑肝散が使用されることがあります。

薬剤に対する過敏性

　一般に、レビー小体型認知症の患者は、薬剤に過敏であること（副作用が生じる、薬効が強すぎるなど）が多いため、処方にあたっては十分な配慮が求められます。

　レビー小体型認知症では、しばしば抗精神病薬や抗うつ薬に過

敏に反応し、症状が悪化する場合があることが知られています。特に、D2受容体遮断作用の強い定型抗精神病薬はパーキンソニズムを悪化させる傾向にあります。錐体外路症状◆2が出にくい非定型抗精神病薬を使う場合でも、慎重に少量から始めることが必要です。

　ドネペジルにおいても、レビー小体型認知症では、胃腸障害とともに、イライラしたり、攻撃的になったりする患者もいるため、用量などには注意が必要となります。

抗パーキンソン病薬と幻視

　ドパミン系とアセチルコリン系には拮抗作用があるため、抗パーキンソン病薬の副作用として幻視などが生じるといわれることがあります。しかし、これには根拠が乏しく、レビー小体型認知症の患者には元来脆弱性があり、抗パーキンソン病薬によって精神症状が"表面化"したと考えるのが自然です。

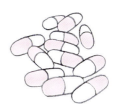

◆1
ドネペジルと同様、アセチルコリンエステラーゼ阻害作用を
有するアルツハイマー型認知症の新薬として、
ガランタミン(レミニール®)およびリバスチグミン(イクセロン®、リバスタッチ®)の
国内発売が開始されている。

◆2
大脳基底核が主に関与する神経学的症状。
❶筋緊張亢進・運動減退症候群、❷筋緊張低下・運動亢進症候群に大別される。
具体的には、手足のふるえや異常な動き、身体がこわばる、動作が鈍くなる、歩行困難、
ソワソワして落ち着かなくなるなど。

IV

レビー小体病の
診断を行うための
画像検査には
どのようなものが
ありますか?

Q18 脳CT、脳MRIとはどのような検査ですか?

A

　脳の形態画像検査において、脳CT（computed tomography）（コンピューター断層撮影）や脳MRI（magnetic resonance imaging）（核磁気共鳴画像法）は、パーキンソン病や認知症の鑑別診断には必須の検査です。脳内の器質性病変（脳梗塞、脳出血、脳腫瘍、慢性硬膜下血腫など）や脳の萎縮の場所・程度などを調べることができます。

　以下、パーキンソン病と鑑別を要する疾患の脳MRI所見について解説します。

パーキンソン病の類縁疾患除外に

　パーキンソン病においては、脳MRIによる特異的診断価値のある所見は乏しいのが一般的です［図表18a］。したがって、形態画像はパーキンソン病の確定診断ではなく、類縁疾患の除外に用います。

MRIによる多系統萎縮症

　多系統萎縮症では、被殻の外側の神経細胞の脱落やグリオーシス◆1を反映し、被殻背外側におけるスリット状の高信号［図表18b矢

図表18◆
MRIによる各疾患の画像所見

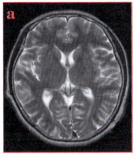
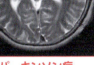
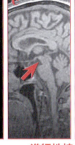
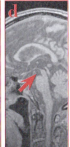
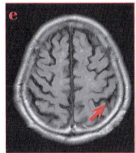
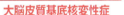
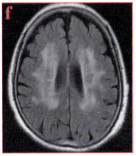
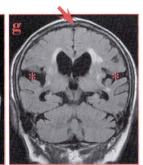

a パーキンソン病　b 多系統萎縮症　c,d 進行性核上性麻痺
e 大脳皮質基底核変性症　f 血管性パーキンソン症候群　g 特発性正常圧水頭症

印とそのすぐ内側の低信号とともに、被殻の萎縮を認めます。

高信号域はパーキンソニズムと相関し、経過とともに被殻の腹側かつ頭側方向へと進展します。ただし、パーキンソニズム出現後、典型的所見がそろうのには時間を要し（2年以内で39％、4年以内で72％）、早期診断に用いることが難しいとされます。

最近、被殻の腹後方外側から始まる異常な鉄などの沈着あるいは神経細胞変性後のグリオーシスのために、発症早期よりMRIの信号強度が変化することが報告されています。

MRIによる進行性核上性麻痺

進行性核上性麻痺の特徴的な所見は、正常 [図表18e矢印] と比較すると、中脳被蓋部の萎縮 [d矢印] と第三脳室の拡大です。特に正中矢状断では、萎縮した中脳被蓋の乳頭体に伸びる部位がハチドリのくちばし状に見えることから 'humming-bird sign' とよばれています。

MRIによる大脳皮質基底核変性症

大脳皮質基底核変性症では、前頭葉・頭頂葉の有意な非対称性萎縮を認めることが多く [図表18e]、特に中心溝◆2 [矢印] 近傍の萎縮が重要とされます。また、神経変性、特に髄鞘の消失を反映する非対称性の大脳皮質下白質の変化を重視する報告もあります。

MRIによる血管性パーキンソン症候群

大脳基底核の多発性のラクナ梗塞◆3や大脳白質のびまん性慢性虚血性変化 [図表18f] を呈することが多いのが血管性パーキンソン症候群です。中脳の梗塞が認められることもあります。ただし、パーキンソン病に脳血管障害を合併することがあり、注意を要します。

MRIによる特発性正常圧水頭症

特発性正常圧水頭症 [図表18g] では、脳室の拡大がみられ、Evans index◆4は0.3を超えます。シルビウス裂 [＊印] とそれ以下の脳溝拡大は脳萎縮ととらえられがちですが、高位円蓋部の脳溝

とくも膜下腔の狭小化 [矢印] がみられれば、特発性正常圧水頭症の可能性が高くなります。脳室周囲および大脳白質のびまん性慢性虚血性変化が、健常高齢者に比べ高頻度に認められ、程度も強いのが一般的ですが、必須の所見ではありません。

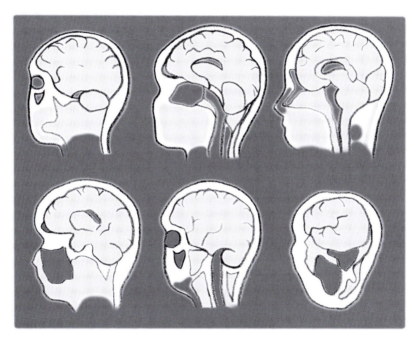

◆1
脳や脊髄に炎症や細胞の壊死が起こるとき、
異物の除去などのためにグリアとよばれる細胞が増えること。

◆2
前頭葉と頭頂葉を分ける脳溝で、これより前方の前頭葉側に運動を司る中心前回が、
後ろの頭頂葉側に感覚を司る中心後回がある。

◆3
脳深部を支配する細い穿通枝領域に起こる長径1.5cm以下の小さな脳梗塞。

◆4
「両側側脳室前角間最大幅÷その部位における頭蓋内腔幅」で示される値。

Q19 SPECTとはどのような検査ですか?

A

核医学画像に基づいた検査

　SPECT（single photon emission computed tomography）（単一光子放射型コンピューター断層撮影）とは、機能を診る画像検査です。ガンマ線という微量の放射線を放出する薬（放射性医薬品）を静脈から注射し、体内の様子を画像化する検査を核医学検査またはRI検査とよび、その画像を断層にする場合にSPECTとよばれます。使用する放射性医薬品により、身体のさまざまな組織の代謝・生理機能、あるいは腫瘍などの検査が可能です。

　核医学検査のなかで、特に神経系の検査を「神経核医学検査」とよびます。脳の代表的な検査には、「脳血流シンチグラフィ」と「ドパミントランスポーター画像検査」が、心臓の交感神経検査には「MIBG心筋シンチグラフィ」[p091]があります。

　ここでは、代表的な脳のSPECT検査を紹介します。

脳血流シンチグラフィ

　脳血流シンチグラフィは、脳神経細胞の機能低下部位が血流低下部位として描出されます。そのため、特に認知症の場合、各疾

患の血流低下部位のパターンの違いに基づいて鑑別します。

アルツハイマー型認知症では、血流低下は後部帯状回・楔前部から始まり、頭頂・側頭葉へと進展します。レビー小体型認知症の場合は、特に後頭葉の血流低下が特徴的です [p016、図表15-3]。また最近は、PET（positron emission tomography〔陽電子放射断層撮影〕）で認める後部帯状回での糖代謝の比較的保持（cingulate island sign; CIS）が、脳血流シンチグラフィでも評価できると報告されています。前頭側頭型認知症では、前頭・側頭葉の血流低下がみられます。アルツハイマー型認知症とレビー小体型認知症を鑑別する際、後頭葉の血流低下を指標に用いると、感度は44〜90%、特異度は69〜85%と報告されています。レビー小体型認知症の臨床診断基準（2017年改訂版）のなかでは支持的バイオマーカーに入れられています [p069、図表14-1]。

パーキンソン病においても、レビー小体型認知症と同様に後頭葉の血流低下が認められ、これが幻視と関連していると考えられています。

ドパミントランスポーター画像

ドパミントランスポーター（DAT）は、黒質のドパミン産生神経細胞の線条体の終末部にあり、シナプス間隙に放出されたドパミンを再利用のために取り込むはたらきがあります。ドパミントランスポーターの機能測定には、SPECT用の核種では^{123}Iで標識した [^{123}I] β-CITと [^{123}I] FP-CITがあります。このうち、[^{123}I] FP-CITはダットスキャン®とよばれ、使用されています。

パーキンソン病・レビー小体型認知症などのレビー小体病、多系統萎縮症、進行性核上性麻痺などの神経変性疾患に伴うパーキ

図表19◆
ドパミントランスポーター画像

SPECT により撮像。
線条体におけるダットスキャン®集積は、本態性振戦やアルツハイマー病患者では正常であるが、パーキンソン病やレビー小体型認知症では非常に低下している。

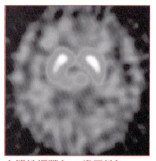
本態性振戦（77歳男性）

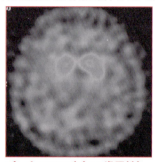
パーキンソン病（69歳男性）

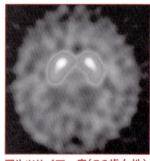
アルツハイマー病（81歳女性）

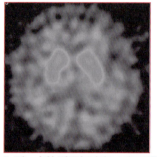
レビー小体型認知症（73歳男性）

ンソン症候群でも集積が低下します[p016、図表22／図表19]。アルツハイマー型認知症では集積は正常であるため、レビー小体型認知症とアルツハイマー病の鑑別は可能ですが、他の変性疾患に伴うパーキンソン症候群の鑑別はできません。

　レビー小体型認知症の臨床診断基準（2017年改訂版）のなかでは、線条体のドパミントランスポーターの集積低下は指標的バイオマーカーに入れられています[p069、図表14-1]。

Q20 MIBG心筋シンチグラフィとはどのような検査ですか？

A

心臓交感神経を見る神経核医学検査

　MIBG心筋シンチグラフィは、心臓を支配している交感神経、すなわち心臓交感神経の状態を診る神経核医学検査です。

　メタヨードベンジルグアニジン（3(meta)-iodobenzylguanidine；MIBG）はグアネチジン類似の構造式をもち、交感神経終末でノルアドレナリンと同様の摂取・貯蔵・放出が行われる物質です。

　MIBG心筋シンチグラフィは、MIBGに^{123}Iを標識して行うもので、交感神経節後線維である心臓交感神経の障害を判定できることから、各種心疾患に伴う局所交感神経障害、神経変性疾患に伴う自律神経障害などの評価に用いられています。最近では、特にレビー小体病の鑑別診断によく利用されます。

撮像と評価

　MIBG心筋シンチグラフィを行う場合には、^{123}I-MIBGを安静時に静注し、15〜30分後（早期像）に心臓全体に集積された状態を、3〜4時間後（後期像）に安定した状態をそれぞれガンマカメラで撮像します。評価方法には、プラナー正面像で心臓全体（H）

図表20◆MIBG心筋シンチグラフィ

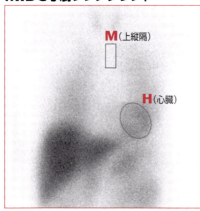
健常成人

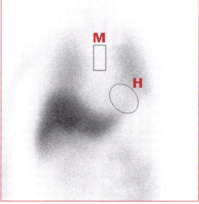
レビー小体型認知症

正常の場合、心臓のMIBGの集積は良好で、H/M比も2.58と問題ない(左)。
一方、レビー小体型認知症患者では、MIBGの集積はほとんど認められず、H/M比も1.50と低下している(右)。

と上縦隔（M）に設定された関心領域（region of interest; ROI）内のMIBG集積のカウント比（H/M比）を求める方法 [図表20] と、SPECT撮像法で集積低下の局在を判定する方法 [p097、図表21] とがあります。

現在、どこの施設で撮像しても共通の正常値が使えるように、H/M比の標準化が行われつつあります。

集積低下の要因

MIBG集積低下の要因としては、早期像では心臓交感神経の脱神経による交感神経終末密度の減少が重要ですが、その他交感神経終末にあるノルアドレナリントランスポーターの障害、ノルア

ドレナリンがノルアドレナリン小胞に取り込まれるときにはたらく顆粒モノアミントランスポーターの障害、ノルアドレナリンとの競合などがあります。

後期像では、これらに加えて交感神経活動の亢進による開口分泌の増加、ノルアドレナリントランスポーターの障害による再取り込み低下があります。また、ノルアドレナリン小胞内でのMIBG保持能力の低下の可能性が推定されます。

三環系抗うつ薬やレセルピンなどの薬剤はMIBGの集積を阻害するため、服用時には結果の解釈に注意を要します。

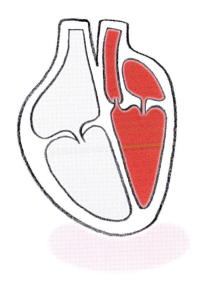

Q21 パーキンソン病においてMIBG心筋シンチグラフィはどのように使われますか?

A

パーキンソン病におけるMIBG心筋シンチグラフィ

　パーキンソン病では、早期像・後期像ともに90%前後の患者でMIBGの集積が低下します。プラナー正面像[p092、図表20]、SPECT像[p016、図表22]ともにほとんど集積がみられないことが多いものの、発症早期には正常な場合があります。MIBGの集積は後期像から低下が始まり、経時的に進行します。新しいパーキンソン病の診断基準[p044、図表7]では、MIBGの集積低下がパーキンソン病の支持的基準に入れられています。

臨床症状・検査所見などとの関連

[運動重症度]

　ホーン・ヤールの重症度分類[p037、図表5-2]とMIBGの集積との関連については、症例数の多い報告では、負の相関を示すことが多いとされます。

[罹病期間・年齢]

「罹病期間との関連はない」「MIBGの集積は負の相関を示す」「高齢発症例ではよりMIBGの集積が低下する」という報告があります。

[自律神経機能検査]

起立性低血圧を有する例は、有していない例よりMIBGの集積が低いことが多いとされます。また、一般的には、各種自律神経機能検査に比べて異常検出率が高いといわれます。

[心機能]

MIBGの集積低下例においても、安静時、非負荷時の心エコー図では、明らかな心機能低下例は認められません。また、臨床上問題になるような不整脈も観察されません。最近、心臓選択性の高いβ1アゴニストのドブタミン負荷試験で心臓の脱神経過敏が認められ、パーキンソン病患者における心臓交感神経の脱神経が薬理学的に証明されました。

[正常加齢]

特に疾患でなくても正常加齢によりMIBGの集積は低下する傾向にあります。ただしその程度は軽微なもので診断上の評価には影響を及ぼすものではないと報告されています。

経時的変化

パーキンソン病では心臓交感神経が徐々に障害されますが、軽症のパーキンソン病においてはMIBGの集積正常例が存在します。ただし、経時的にはMIBGの集積は低下していきます。

パーキンソン病と鑑別すべき疾患

　MIBG心筋シンチグラフィでは、パーキンソン病と類縁疾患との相違が明らかになります [図表21]。

　多系統萎縮症におけるMIBGの集積については、集積低下例が0～50%と報告によりまちまちですが、パーキンソン病と比較すると有意に高値を示します。Brauneらはこれまでの報告例のメタアナリシスを行い、多系統萎縮症とパーキンソン病を鑑別する際の特異度は94.6%であると報告しています。また、多系統萎縮症ではMIBGの集積が病期によって低下することがあります。

　多系統萎縮症の自律神経障害の責任病巣は脳・脊髄であるのに対し、パーキンソン病では脳と交感神経節より遠位部の節後性交感神経です。そのため、節後性心臓交感神経障害を評価するMIBG心筋シンチグラフィでは、パーキンソン病のみMIBGの集積が低下します。これが、パーキンソン病と多系統萎縮症におけるMIBGの集積の相違と考えられています。

　その他の類縁疾患の場合、進行性核上性麻痺、大脳皮質基底核変性症、本態性振戦、血管性パーキンソン症候群においてはほとんどの例が正常です。しかし、時にILBD [p046] の合併によりMIBGの集積低下を示す例があるので注意を要します。13の論文のメタアナリシスによると、625例のパーキンソン病と220例の多系統萎縮症・進行性核上性麻痺・大脳皮質基底核変性症と鑑別する際の感度・特異度は、早期像では感度82.6%・特異度89.2%、後期像では感度89.7%・特異度82.6%と報告されています。

図表21◆
レビー小体病・類縁疾患におけるMIBG心筋シンチグラフィ（プラナー正面像）

パーキンソン病、レビー小体型認知症では、心臓のMIBGの集積が著明に低下。
一方、多系統萎縮症、進行性核上性麻痺、大脳皮質基底核変性症、本態性振戦、
アルツハイマー型認知症では、集積は正常。

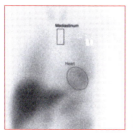
健常成人

パーキンソン病

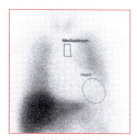
レビー小体型認知症

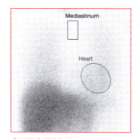
多系統萎縮症

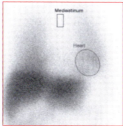
進行性核上性麻痺

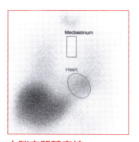
大脳皮質基底核
変性症

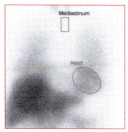
本態性振戦

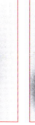
アルツハイマー型
認知症

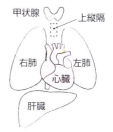

レビー小体病の診断を行うための画像検査にはどのようなものがありますか？

Q22 レビー小体型認知症において MIBG心筋シンチグラフィはどのように使われますか？

A

レビー小体型認知症におけるMIBG心筋シンチグラフィ

　パーキンソン病と同様に、レビー小体型認知症においても早期像・後期像ともに90％以上の患者でMIBGの集積が低下します。プラナー正面像、SPECT像ともにほとんど無集積で、パーキンソン病より低下の程度が強いのが一般的です。レビー小体型認知症の臨床診断基準（2017年改訂版）[p069、図表14-1] では、MIBG集積低下は指標的バイオマーカーに入れられています。

臨床症状との関連

　パーキンソニズムを伴うレビー小体型認知症患者では、ホーン・ヤールのステージ1からMIBGの集積が低下します。また、パーキンソニズムを伴う患者、伴わない患者ともにMIBGの集積は低下します。さらに、幻視、認知の変動、パーキンソニズム、抗精神病薬への過敏反応、起立性低血圧の有無でMIBGの集積に差があるかどうかを検討したところ、起立性低血圧を有する群で集積

がより低下していたと報告されています。

他の検査所見との関連

　アルツハイマー型認知症とレビー小体型認知症を鑑別する際、MIBGの集積低下は脳血流シンチグラフィによる後頭葉の血流低下に比べて感度・特異度ともにより高く、また両者を組み合わせることにより診断の精度が上昇します。

認知症との鑑別

［アルツハイマー型認知症］

　アルツハイマー型認知症ではMIBGの集積が正常なため、レビー小体型認知症との鑑別にMIBG心筋シンチグラフィは有用となります。従来の臨床診断基準に加え、髄液のタウ蛋白レベル、脳血流シンチグラフィを用い、アルツハイマー型認知症とレビー小体型認知症とのより正確な鑑別についても、同様に有用であることが報告されています。アルツハイマー型認知症とレビー小体型認知症を鑑別する際、MIBG心筋シンチグラフィを用いると、感度85〜100%、特異度92〜100%と報告されています。

［前頭側頭型認知症］

　レビー小体型認知症では、認知症に加え、しばしばパーキンソニズムが認められます。また、前頭側頭型認知症においても、レビー小体型認知症と同様、認知症とともにパーキンソニズムがみられることがあり、両疾患の臨床上の鑑別は容易ではないことが報告されています。そのため、最近、前頭側頭型認知症ではMIBGの集積が保たれていることから、レビー小体型認知症との

鑑別に有用との報告があります。

[その他の認知症]

認知症患者のなかからレビー小体型認知症または認知症を伴うパーキンソン病を鑑別する場合、感度は94〜95％、特異度は87〜96％と報告されています。

ドパミントランスポーター画像との違い

ドパミントランスポーターをPET（positron emission tomography）（陽電子放射断層撮影）を用いてCFT◆1の集積でみると、レビー小体型認知症とアルツハイマー型認知症の鑑別は可能ですが、パーキンソン病と他の変性疾患に伴うパーキンソン症候群の鑑別はできません。一方、MIBG心筋シンチグラフィは、レビー小体型認知症とアルツハイマー型認知症、そしてパーキンソン病と他のパーキンソン症候群をともに鑑別できることがわかります[p016、図表22]。

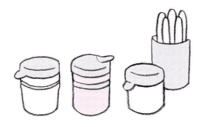

◆1
[^{11}C]2-carbomethoxy-3-(4-fluorophenyl)tropaneの略。

Q23 なぜMIBGの集積が低下するのですか?

A

レビー小体病は心臓交感神経が変性

　心臓交感神経の神経細胞体は、星状神経節・上胸部神経節にあります。神経細胞から出た交感神経節後線維は、心臓神経叢を経て心臓に達し、心外膜内の冠動脈枝に沿って心表面を走り [p017、図表23-1]、その後、血管に沿って心筋内に進入し、細い枝を出しながら心内膜側に分布します。

　筆者（織茂）らは、レビー小体病でみられるMIBGにおける集積低下の病理形態学的な根拠を明らかにすることを目的に、レビー小体病とその他のパーキンソン症候群、アルツハイマー病◆1における心臓交感神経の検索を行いました。MIBGは主に左室に集積することから、左室前壁の切片を抗チロシンハイドロキシラーゼ（交感神経のマーカー。以下、THという）などで免疫染色し、心外膜神経束のTH陽性線維（心臓交感神経）[矢印] の数を半定量的に測定しました。

　その結果、正常コントロール、進行性核上性麻痺、大脳皮質基底核変性症、アルツハイマー病ではすべてにおいて、多系統萎縮症では8例中5例にTH陽性線維が多数認められました。

IV
レビー小体病の診断を行うための画像検査にはどのようなものがありますか?

一方、パーキンソン病では11例中10例、レビー小体型認知症とアルツハイマー病の合併例では全例、レビー小体型認知症7例中5例ではTH陽性線維数が著しく減少し、残りの3例においても少数しか認められませんでした。さらに、生前にMIBG検査を行ったレビー小体病患者を含む25例では心臓交感神経の変性の程度とMIBGの集積の程度が相関することが認められました。

　このように、レビー小体病では他の類縁疾患と異なり、特異的に心臓交感神経の変性・脱神経を認め、これがMIBGの集積低下の原因と考えられます。

　図表23-2 [p018] は、パーキンソン病などの心外膜神経束の免疫染色です。正常コントロールやアルツハイマー病ではTH陽性線維が多数認められますが、パーキンソン病やレビー小体型認知症ではほとんど認められません。

パーキンソン病では早期から変性

　ブラーク（Braak H）らは、ILBD [p046] とパーキンソン病患者の脳を調べ、レビー小体やレビー神経突起などは、延髄の迷走神経背側核、嗅球から始まると報告しました [p014、図表8-2]。

　パーキンソン病では、自律神経障害の明らかでない病初期においてもMIBGの集積が低下することが報告されており、パーキンソン病における心臓交感神経の障害は病早期に始まることが示唆されます。

　そこで筆者らは、ILBD患者における心臓交感神経と星状神経節、迷走神経背側核を含む延髄を同時に検索し、パーキンソン病初期にみられるMIBG集積低下の病理形態学的根拠を推定しまし

た。その結果、心外膜神経束のTH陽性線維数は、ILBD患者の半数で既に減少していました。一方、交感神経節・迷走神経背側核には明らかな神経細胞脱落は認められませんでした。このことから、発症前のパーキンソン病と考えられるILBDにおいて、心臓交感神経の変性・脱神経の認められる例が存在するということが明らかになりました。つまり、パーキンソン病早期においても、既に心臓交感神経の変性・脱神経が起こっており、これがパーキンソン病早期にみられるMIBGの集積低下の病理形態学的根拠と考えられます。

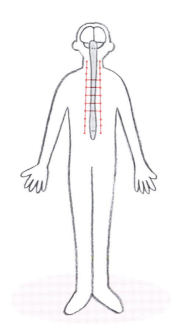

◆1
剖検を行い、病理学的に認められたものを「アルツハイマー病」といい、「アルツハイマー型認知症」と区別される。

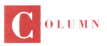

注目される新しい報告

α-シヌクレイン

　α-シヌクレインは、家族性パーキンソン病（PARK1）の原因遺伝子とされ、レビー小体の主要構成成分であるとされています。レビー小体は、α-シヌクレイン分子1個のモノマーから数分子重合したオリゴマー、さらに多数の分子が重合したポリマーを経て形成されます。最近の研究によると、α-シヌクレインはオリゴマーの状態においてもっとも細胞毒性が高いとされており、レビー小体になると細胞毒性はないという報告が多くみられます。パーキンソン病患者では、髄液内・血中全α-シヌクレイン濃度は低下することが多いようですが、健常成人と差がないとの報告もあります。昨今、パーキンソン病患者の髄液内α-シヌクレインのオリゴマーの濃度が上昇しているとの報告があり、注目されています。

脳MRI

　最近、磁場強度の高い脳MRIを用いて、正常の黒質緻密層と青斑核に含まれるモノアミン系神経伝達物質の代謝産物である神経メラニンのイメージングが確立され、メラニン分子は鉄などの金属の存在下で明瞭に確認されますが、パーキンソン病ではこれが不明瞭になることが報告されています。また、拡散強調画像を用いて大脳白質の変化をみると、レビー小体型認知症の幻視と下縦束の障害が関連するとともに、パーキンソン病の認知障害と大脳白質障害が関連することが報告されています。

COLUMN
レビー小体病患者の心臓

　一般的には、パーキンソン病やレビー小体型認知症の患者は、心臓の症状を呈することはあまりありません。また、パーキンソン病では、安静時の心臓超音波検査や24時間ホルター心電図でも明らかに危険な不整脈は認められないと報告されています。したがって、現時点ではパーキンソン病患者の心機能については、日常生活動作内ではあまり心配する必要はないと考えられます。

　一方で、種々の負荷をかけると、異常が認められることがわかってきました。たとえば、心臓選択性の高いβ1アゴニスト◆1のドブタミンという薬剤を点滴静注し、その濃度を上げていくと、心臓の収縮力が増し、血圧が上昇します。パーキンソン病患者では、正常では変化がない低濃度で血圧が上昇し（これを脱神経過敏という）、心臓交感神経が脱神経を受けていることが示されています。さらに、このときの血圧上昇の程度とMIBG集積低下の程度が逆相関し、心臓交感神経の脱神経過敏の程度とMIBGの集積が関連していることが証明されています。

　その他、パーキンソン病患者では、バルサルバ試験◆2で心臓交感神経の機能障害が認められ、MIBGの集積低下と関連があると報告されています。また、パーキンソン病では心電図でQTc時間◆3が延長しており、心臓を支配する自律神経系の障害が推定されています。

IV
レビー小体病の診断を行うための画像検査にはどのようなものがありますか？

◆1
主に心臓に存在するβ1アドレナリン受容体に働いて、
心臓の収縮力を増大させる作動薬のこと。

◆2
一定時間40mmHg以上の呼気圧を持続して血圧・脈拍数の変化をみる検査。
交感神経、副交感神経の障害の程度を調べる。

◆3
QT時間とはQRS波の始まりからT波の終わりまでの時間をいうが、
QT時間は心拍数によって変化するため、
補正のためにこれを心拍数の平方根で割ったものを
QTc時間とよんでいる。QTc時間延長は、
薬剤・電解質の異常や自律神経障害により起こるとされ、
危険な不整脈を引き起こすことがある。

参考文献

1◆Kosaka K, Oyanagi S, Matsushita M, et al: Presenile dementia with Alzheimer-, Pick- and Lewy body changes. Acta Neuropathol 36: 221-233, 1976

2◆Kosaka K: Lewy bodies in cerebral cortex; report of three cases. Acta Neuropathology 42: 127-134, 1978

3◆Kosaka K, Mehraein P: Dementia-Parkinsonism syndrome with numerous Lewy bodies and senile plaques in cerebral cortex. Arch Psychiat Nervenkr 226: 241-250, 1979

4◆小阪憲司, 松下正明, 小柳新策, Mehraein P: Lewy小体病の臨床病理学的研究. 精神経誌 82: 292-311, 1980

5◆Kosaka K, Yoshimura M, Ikeda K, Budka H: Diffuse type of Lewy body disease. A progressive dementia with numerous cortical Lewy bodies and senile changes of various degree. A new disease? Clin Neuropathol 3: 185-192, 1984

6◆Kosaka K: Diffuse Lewy body disease in Japan. J Neurol 237: 197-204, 1990

7◆McKeith I, Galasko D, Kosaka K, et al: Consensus guidelines for the clinical and pathological diagnosis of dementia with Lewy bodies（DLB）. Neurology 47: 1113-1124, 1996

8◆Braak H, Del Tredici K, Rüb U, et al: Staging of brain pathology related to sporadic Parkinson's disease. Neurobiol Aging 24: 197-211, 2003

9◆McKeith IG, Dickson DW, Lowe J, et al: Diagnosis and management of dementia with Lewy bodies. Third report of the DLB Consortium. Neurology 65: 1863-1872, 2005

10◆小阪憲司: DLBの初期診断. Modern Phyisian 26: 1869-1871, 2006

11◆織茂智之: 検査所見. パーキンソン病: 72-80. 最新医学社, 2006

12◆篠遠仁: 画像所見(頭部). パーキンソン病: 81-90. 最新医学社, 2006

13◆Schapira AHV, Obeso J: Timing of treatment initiation in Parkinson's disease: a need for reappraisal? Ann Neurol 59: 559-562, 2006

14◆小阪憲司: レビー小体型認知症の発見から現在まで──臨床診断基準改訂版を含めて. 精神医学 49: 685-689, 2007

15◆Nakamura T, Hirayama M, Ito H, et al: Dobutamine stress test unmasks cardiac sympathetic denervation in Parkinson's disease. J Neurol Sci 263: 133-138, 2007

16◆小阪憲司: レビー小体型認知症と抑肝散. Geriatr Med 46: 235-238, 2008

17◆小阪憲司: 最近のレビー小体病の概念. 神経心理学 24: 230-233, 2008

18◆織茂智之: 自律神経症状の治療, 神経変性疾患の診断と治療. Modern Physician 23: 1770-1773, 2008

19◆Orimo S, Uchihara T, Nakamura A, et al: Axonal alpha-synuclein aggregates herald centripetal degeneration of cardiac sympathetic nerve in Parkinson's disease. Brain 131: 642-650, 2008

20◆小阪憲司: Lewy小体型認知症. 日本臨床 67: 255-258, 2009

21◆織茂智之: 心臓交感神経, パーキンソン病——基礎・臨床研究のアップデート. 日本臨床 67: 156-160, 2009

22◆Eller M, Williams DR: Biological fluid biomarkers in neurodegenerative parkinsonism. Nat Rev Neurol 5: 561-570, 2009

23◆小阪憲司, 池田学: レビー小体型認知症の臨床. 医学書院, 2010

24◆織茂智之: パーキンソン病. 東難連 22: 2-9, 2010

25◆橋本祐二, 織茂智之: パーキンソン病, 診断・治療, 診断・鑑別診断画像検査から. 綜合臨床 59: 2412-2416, 2010

26◆織茂智之: MIBG, 知っておきたい認知症の臨床と画像. 臨床放射線 55: 1408-1418, 2010

27◆織茂智之: パーキンソン病, 内科疾患の診断基準病型分類・重症度. 内科105, 1331-1336, 2010

28◆小阪憲司: レビー小体型認知症の臨床診断基準——次期改訂に向けて. 老年精神医学雑誌 22(2): 133-138, 2011

29◆小阪憲司: レビー小体型認知症の臨床診断基準と診断のポイント. Clinical Neurosci 29(3): 323-325, 2011

30◆Takahashi M, et al: Quantitative correlation between cardiac MIBG uptake and remaining axons in the cardiac sympathetic nerve in Lewy body disease. J Neurol Neurosurg Psychiatry 86 (9) : 939-944, 2015

31◆Nakajima k, et al: Is 123I-metaiodobenzylguanidine heart-to-mediastinum ratio dependent on age? From Japanese Society of Nuclear Medicine normal database. Annals of Nuclear Medicine 32(3): 175-181, 2018

MIBG心筋シンチグラフィを実施している全国施設一覧

MIBG心筋シンチグラフィは、心臓交感神経機能を診る画像検査で、
核医学検査(アイソトープ検査・RI検査)とよばれる検査の1つです。
これを行うことができるのは、専用の装置(ガンマカメラやSPECT装置)が
設置されている施設です。
下記の各施設においては、このMIBG心筋シンチグラフィを実施しています。なお施設名
に＊の印が付されているのは、その施設がMIBG心筋シンチグラフィの検査指標である
H／M比の標準化に対応していることを示しています。
検査にあたっては、事前に医師の診察ならびに予約が必要となります。
また、紹介状が必要となる場合もあります。詳細については、各施設にお問合せ下さい。
施設の掲載順は、各都道府県ごとに
市町村以下の住所の読み仮名(五十音順)で掲載しています。

	施設名	住所	電話番号
	旭川赤十字病院＊	旭川市曙1条1-1-1	**0166-22-8111**
	市立旭川病院＊	旭川市金星町1-1-65	**0166-24-3181**
	旭川医科大学病院	旭川市緑が丘東2条1-1-1	**0166-65-2111**
	医療法人北晨会 恵み野病院	恵庭市恵み野西2-3-5	**0123-36-7555**
	社会医療法人北斗 北斗病院＊	帯広市稲田町基線7-5	**0155-48-8000**
	社会福祉法人北海道社会事業協会 帯広病院＊	帯広市東5条南9-2	**0155-22-6600**
	北見赤十字病院＊	北見市北6条東2	**0157-24-3115**
	社会医療法人延山会 北成病院＊	札幌市北区新川西3条2-10-1	**011-764-3021**
	市立札幌病院＊	札幌市中央区北11条西13-1-1	**011-726-2211**
北海道	札幌医科大学附属病院＊	札幌市中央区南1条西16-291	**011-611-2111**
	医療法人秀友会 札幌秀友会病院＊	札幌市手稲区新発寒5条6-2-1	**011-685-3333**
	札幌宮の沢脳神経外科病院＊	札幌市西区西町南20-1-30	**011-664-7111**
	医療法人社団研仁会 北海道脳神経外科記念病院＊	札幌市西区八軒9条東5-1-20	**011-717-2131**
	社会医療法人孝仁会 北海道大野記念病院＊	札幌市西区宮の沢2条1-16-1	**011-665-0020**
	医療法人 札幌山の上病院＊	札幌市西区山の手6条9-1-1	**011-621-1200**
	社会医療法人禎心会 札幌禎心会病院＊	札幌市東区北33条東1-3-1	**011-712-1131**
	LSI札幌クリニック＊	札幌市東区北13条東1-2-50	**011-711-1331**
	社会医療法人社団カレスサッポロ 北光記念病院＊	札幌市東区北27条東8-1-6	**011-722-1133**

施設名	住所	電話番号
勤医協中央病院＊	札幌市東区東苗穂5条1-9-1	**011-782-9111**
砂川市立病院＊	砂川市西4条北3-1-1	**0125-54-2131**
総合病院 伊達赤十字病院＊	伊達市末永町81	**0142-23-2211**
名寄市立総合病院＊	名寄市西7条南8-1	**01654-3-3101**
社会福祉法人函館厚生院 函館五稜郭病院＊	函館市五稜郭町38-3	**0138-51-2295**
公益社団法人函館市医師会 函館市医師会病院＊	函館市富岡町2-10-10	**0138-43-6000**
社会医療法人 製鉄記念室蘭病院＊	室蘭市知利別町1-45	**0143-44-4650**
青森県立中央病院＊	青森市東造道2-1-1	**017-726-8111**
つがる西北五広域連合 つがる総合病院＊	五所川原市字岩木町12-3	**0173-35-3111**
八戸市立市民病院＊	八戸市田向3-1-1	**0178-72-5111**
弘前大学医学部附属病院＊	弘前市本町53	**0172-33-5111**
むつ総合病院＊	むつ市小川町1-2-8	**0175-22-2111**
みやぎ県南中核病院＊	柴田郡大河原町字西38-1	**0224-51-5500**
東北大学病院＊	仙台市青葉区星陵町1-1	**022-717-7000**
公益財団法人宮城厚生協会 泉病院＊	仙台市泉区長命ヶ丘2-1-1	**022-378-5361**
医療法人徳洲会 仙台徳洲会病院＊	仙台市泉区七北田字駕籠沢15	**022-372-1110**
仙台市立病院＊	仙台市太白区あすと長町1-1-1	**022-308-7111**
独立行政法人国立病院機構 仙台西多賀病院＊	仙台市太白区鈎取本町2-11-11	**022-245-2111**
一般財団法人広南会 広南病院＊ [神経内科]	仙台市太白区長町南4-20-1	**022-248-2131**
東北医科薬科大学病院＊	仙台市宮城野区福室1-12-1	**022-259-1221**
秋田赤十字病院＊	秋田市上北手猿田字苗代沢222-1	**018-829-5000**
市立秋田総合病院 ＊	秋田市川元松丘町4-30	**018-823-4171**
秋田県立脳血管研究センター＊	秋田市千秋久保田町6-10	**018-833-0115**
大館市立総合病院＊	大館市豊町3-1	**0186-42-5370**
秋田県立リハビリテーション・精神医療センター＊	大仙市協和上淀川字五百刈田352	**018-892-3751**
地方独立行政法人 山形県・酒田市病院機構 日本海総合病院＊	酒田市あきほ町30	**0234-26-2001**
山形県立新庄病院＊	新庄市若葉町12-55	**0233-22-5525**

北海道
青森県
宮城県
秋田県
山形県

施設名	住所	電話番号
鶴岡市立荘内病院＊	鶴岡市泉町4-20	**0235-26-5111**
山形大学医学部附属病院＊	山形市飯田西2-2-2	**023-633-1122**
山形県立中央病院＊	山形市大字青柳1800	**023-685-2626**
済生会山形済生病院	山形市沖町79-1	**023-682-1111**
山形市立病院済生館＊	山形市七日町1-3-26	**023-625-5555**
米沢市立病院＊	米沢市相生町6-36	**0238-22-2450**
公立大学法人 福島県立医科大学会津医療センター＊	会津若松市河東町谷沢字前田21-2	**0242-75-2100**
一般財団法人竹田健康財団 竹田綜合病院＊	会津若松市山鹿町3-27	**0242-27-5511**
独立行政法人労働者健康安全機構 福島労災病院＊	いわき市内郷綴町沼尻3	**0246-26-1111**
一般財団法人太田綜合病院附属 太田熱海病院＊	郡山市熱海町熱海5-240	**024-984-0088**
公益財団法人 星総合病院＊	郡山市向河原町159-1	**024-983-5511**
東京医科大学茨城医療センター＊	稲敷郡阿見町中央3-20-1	**029-887-1161**
筑波メディカルセンター病院＊	つくば市天久保1-3-1	**0298-51-3511**
筑波大学附属病院＊	つくば市天久保2-1-1	**029-853-3900**
総合病院 土浦協同病院＊	土浦市おおつ野4-1-1	**029-830-3711**
獨協医科大学病院＊［神経内科］	下都賀郡壬生町北小林880	**0282-86-1111**
公益財団法人 脳血管研究所 附属美原記念病院＊	伊勢崎市太田町366	**0270-24-3355**
SUBARU健康保険組合 太田記念病院＊	太田市大島町455-1	**0276-55-2200**
中央群馬脳神経外科病院＊	高崎市中尾町鳥羽前64-1	**027-363-6161**
公立富岡総合病院＊	富岡市富岡2073-1	**0274-63-2111**
前橋赤十字病院＊	前橋市朝倉町389-1	**027-265-3333**
群馬大学医学部附属病院＊	前橋市昭和町3-39-15	**027-220-7111**
医療法人社団愛友会 上尾中央総合病院＊	上尾市柏座1-10-10	**048-773-1111**
埼玉県総合リハビリテーションセンター＊	上尾市西貝塚148-1	**048-781-2222**
埼玉医科大学病院＊［神経内科］	入間郡毛呂山町毛呂本郷38	**049-276-1208**
社会福祉法人恩賜財団済生会支部 埼玉県済生会川口総合病院＊	川口市西川口5-11-5	**048-253-1551**
埼玉医大総合医療センター＊	川越市鴨田1981	**049-228-3400**

山形県 / 福島県 / 茨城県 / 栃木県 / 群馬県 / 埼玉県

施設名	住所	電話番号
北里大学メディカルセンター*	北本市荒井6-100	048-593-1212
医療法人社団埼玉巨樹の会 新久喜総合病院*	久喜市上早見418-1	0480-26-0033
越谷市立病院*	越谷市東越谷10-47-1	048-964-2221
獨協医科大学埼玉医療センター*	越谷市南越谷2-1-50	048-965-1111
医療法人慈正会 丸山記念総合病院*	さいたま市岩槻区本町2-10-5	048-757-3511
JCHO埼玉メディカルセンター*	さいたま市浦和区北浦和4-9-3	048-832-4951
さいたま赤十字病院	さいたま市中央区新都心1-5	048-852-1111
さいたま市立病院*	さいたま市緑区三室2460	048-873-4111
埼玉石心会病院*	狭山市入間川2-37-20	04-2953-6611
防衛医科大学校病院	所沢市並木3-2	04-2995-1211
医療法人社団東光会 戸田中央総合病院*	戸田市本町1-19-3	048-442-1111
小川赤十字病院*	比企郡小川町大字小川1525	0493-72-2333
深谷赤十字病院*	深谷市上柴町西5-8-1	048-571-1511
地方独立行政法人 総合病院 国保旭中央病院*	旭市イ1326	0479-63-8111
帝京大学ちば総合医療センター*	市原市姉崎3426-3	0436-62-1211
日本医科大学千葉北総病院*	印西市鎌苅1715	0476-99-1111
君津中央病院	木更津市桜井1010	0438-36-1071
聖隷佐倉市民病院*	佐倉市江原台2-36-2	043-486-1151
東邦大学医療センター佐倉病院* [神経内科(2018.9.1より、脳神経内科)]	佐倉市下志津564-1	043-462-8811
社会福祉法人太陽会 安房地域医療センター*	館山市山本1155	0470-25-5111
独立行政法人国立病院機構 千葉東病院*	千葉市中央区仁戸名町673	043-261-5171
独立行政法人地域医療機能推進機構 船橋中央病院*	船橋市海神6-13-10	047-433-2111
千葉西総合病院*	松戸市金ケ作107-1	047-384-8111
松戸市立総合医療センター*	松戸市千駄堀993-1	047-712-2511
東京女子医科大学附属 八千代医療センター*	八千代市大和田新田477-96	047-450-6000
博慈会記念総合病院*	足立区鹿浜5-11-1	03-3899-1311
医療法人社団明芳会 板橋中央総合病院*	板橋区小豆沢2-12-7	03-3967-1181

埼玉県

千葉県

東京都

施設名	住所	電話番号
稲城市立病院*	稲城市大丸1171	042-377-0931
社会福祉法人仁生社 江戸川病院	江戸川区東小岩2-24-18	03-3673-1221
青梅市立総合病院*	青梅市東青梅4-16-5	0428-22-3191
東京労災病院*	大田区大森南4-13-21	03-3742-7301
大森赤十字病院*	大田区中央4-30-1	03-3775-3111
東京慈恵会医科大学葛飾医療センター*	葛飾区青戸6-41-2	03-3603-2111
公益財団法人東京都保健医療公社 東部地域病院	葛飾区亀有5-14-1	03-5682-5111
独立行政法人国立病院機構 東京病院*	清瀬市竹丘3-1-1	042-491-2111
順天堂大学医学部附属 順天堂東京江東高齢者医療センター*	江東区新砂3-3-20	03-5632-3111
国立研究開発法人 国立精神・神経医療研究センター*	小平市小川東町4-1-1	042-341-2711
昭和大学病院*	品川区旗の台1-5-8	03-3784-8000
NTT東日本関東病院*	品川区東五反田5-9-22	03-3448-6111
公益財団法人東京都保健医療公社 大久保病院*	新宿区歌舞伎町2-44-1	03-5273-7711
東京女子医科大学病院	新宿区河田町8-1	03-3353-8111
慶應義塾大学病院*［神経内科］	新宿区信濃町35	03-5363-3787
JCHO東京新宿メディカルセンター*	新宿区津久戸町5-1	03-3269-8111
東京医科大学病院*	新宿区西新宿6-7-1	03-3342-6111
河北総合病院*	杉並区阿佐谷北1-7-3	03-3339-2121
社会福祉法人 同愛記念病院*	墨田区横網2-1-11	03-3625-6381
国家公務員共済組合連合会 立川病院*	立川市錦町4-2-22	042-523-3131
災害医療センター*	立川市緑町3256	042-526-5511
公益財団法人東京都保健医療公社 多摩南部地域病院*	多摩市中沢2-1-2	042-338-5111
日本医科大学多摩永山病院*	多摩市永山1-7-1	042-371-2111
社会福祉法人 三井記念病院*	千代田区神田和泉町1	03-3862-9111
東京逓信病院*	千代田区富士見2-14-23	03-5214-7111
医療法人財団健貢会 総合東京病院*	中野区江古田3-15-2	03-3387-5421
順天堂大学医学部附属練馬病院*	練馬区高野台3-1-10	03-5923-3111

東京都

MIBG心筋シンチグラフィを実施している全国施設一覧

施設名	住所	電話番号
公益社団法人地域医療振興協会 練馬光が丘病院*	練馬区光が丘2-11-1	03-3979-3611
東京医科大学八王子医療センター*	八王子市館町1163	042-665-5611
日本医科大学付属病院*	文京区千駄木1-1-5	03-3822-2131
東京大学医学部附属病院[神経内科]	文京区本郷7-3-1	03-3815-5411
順天堂大学医学部附属順天堂医院	文京区本郷3-1-3	03-3813-3111
東京都立駒込病院*	文京区本駒込3-18-22	03-3823-2101
杏林大学医学部付属病院	三鷹市新川6-20-2	0422-47-5511
北里大学北里研究所病院*	港区白金5-9-1	03-3444-6161
国家公務員共済組合連合会 虎の門病院*	港区虎ノ門2-2-2	03-3588-1111
公益財団法人 心臓血管研究所付属病院*	港区西麻布3-2-19	03-3408-2151
国際医療福祉大学三田病院*	港区三田1-4-3	03-3451-8121
武蔵野赤十字病院*	武蔵野市境南町1-26-1	0422-32-3111
東邦大学医療センター大橋病院*	目黒区大橋2-22-36	03-3468-1251
東京医療センター*	目黒区東が丘2-5-1	03-3411-0111
総合病院 厚生中央病院*	目黒区三田1-11-7	03-3713-2141
東海大学医学部付属病院*	伊勢原市下糟屋143	0463-93-1121
小田原市立病院*	小田原市久野46	0465-34-3175
湘南鎌倉総合病院*	鎌倉市岡本1370-1	0467-46-1717
新百合ヶ丘総合病院*	川崎市麻生区古沢都古255	044-322-9991
川崎市立川崎病院*	川崎市川崎区新川通12-1	044-233-5521
学校法人 聖マリアンナ医科大学病院*	川崎市宮前区菅生2-16-1	044-977-8111
北里大学病院*	相模原市南区北里1-15-1	042-778-8111
国家公務員共済組合連合会 平塚共済病院*	平塚市追分9-11	0463-32-1950
医療法人徳洲会 湘南藤沢徳洲会病院*	藤沢市辻堂神台1-5-1	0466-35-1177
横須賀市立うわまち病院*	横須賀市上町 2-36	046-823-2630
横須賀市立市民病院*	横須賀市長坂1-3-2	046-856-3136
独立行政法人国立病院機構 久里浜医療センター*	横須賀市野比5-3-1	046-848-1550
横須賀共済病院*	横須賀市米が浜通1-16	046-822-2710
横浜市立脳卒中・神経脊椎センター*	横浜市磯子区滝頭1-2-1	045-753-2500

東京都

神奈川県

施設名	住所	電話番号
横浜南共済病院	横浜市金沢区六浦東1-21-1	**045-782-2101**
恩賜財団 済生会横浜市南部病院＊	横浜市港南区港南台3-2-10	**045-832-1111**
昭和大学横浜市北部病院	横浜市都筑区茅ケ崎中央35-1	**045-949-7000**
社会福祉法人恩賜財団 済生会支部神奈川県済生会 横浜市東部病院＊	横浜市鶴見区下末吉3-6-1	**045-576-3000**
横浜市立みなと赤十字病院＊	横浜市中区新山下3-12-1	**045-628-6100**
新潟県厚生農業協同組合連合会 小千谷総合病院＊	小千谷市大字平沢新田111	**0258-81-1600**
独立行政法人国立病院機構 新潟病院＊	柏崎市赤坂町3-52	**0257-22-2126**
独立行政法人国立病院機構 さいがた医療センター＊	上越市大潟区犀潟468-1	**025-534-3131**
長岡赤十字病院＊	長岡市千秋2-297-1	**0258-28-3600**
新潟市民病院＊	新潟市中央区鐘木463-7	**025-281-5151**
社会福祉法人新潟市社会事業協会 信楽園病院＊	新潟市西区新通3-3-11	**025-260-8200**
国立病院機構 西新潟中央病院＊	新潟市西区真砂1-14-1	**025-265-3171**
新潟脳外科病院	新潟市西区山田3057	**025-231-5111**
一般財団法人新潟県地域医療推進機構 魚沼基幹病院＊	南魚沼市浦佐4132	**025-777-3200**
社会福祉法人恩賜財団 富山県済生会高岡病院＊	高岡市二塚387-1	**0766-21-0570**
市立砺波総合病院＊	砺波市新富町1-61	**0763-32-3320**
富山県済生会富山病院＊	富山市楠木33-1	**076-437-1111**
富山市立富山市民病院＊	富山市今泉北部町2-1	**076-422-1112**
富山赤十字病院＊	富山市牛島本町2-1-58	**076-433-2222**
富山県立中央病院＊	富山市西長江2-2-78	**076-424-1531**
金沢西病院＊	金沢市駅西本町6-15-41	**076-233-1811**
医療法人社団 浅ノ川 心臓血管センター 金沢循環器病院＊	金沢市田中町は16	**076-253-8000**
国民健康保険 小松市民病院＊	小松市向本折町ホ60	**0761-22-7111**
特定医療法人社団勝木会 やわたメディカルセンター＊	小松市八幡イ12-7	**0761-47-1212**
医療法人社団浅ノ川 浅ノ川総合病院＊	金沢市小坂町中83	**076-252-2101**

神奈川県
新潟県
富山県
石川県

MIBG心筋シンチグラフィを実施している全国施設一覧

	施設名	住所	電話番号
石川県	社会医療法人財団董仙会 恵寿総合病院*	七尾市富岡町94	0767-52-3211
	公立能登総合病院*	七尾市藤橋町ア部6-4	0767-52-6611
	医療法人社団和楽仁 芳珠記念病院	能美市緑が丘11-71	0761-51-5551
	公立松任石川中央病院*	白山市倉光3-8	076-275-2222
福井県	杉田玄白記念公立小浜病院*	小浜市大手町2-2	0770-52-0990
	福井県立すこやかシルバー病院*	福井市島寺町93-6	0776-98-2700
	福井県立病院*	福井市四ツ井2-8-1	0776-54-5151
	社会福祉法人恩賜財団済生会支部 福井県済生会病院*	福井市和田中町舟橋7-1	0776-23-1111
	福井大学医学部附属病院	吉田郡永平寺町松岡下合月23-3	0776-61-3111
山梨県	独立行政法人地域医療機能推進機構 山梨病院*	甲府市朝日3-11-16	055-252-8831
	山梨大学医学部附属病院*	中央市下河東1110	055-273-1111
長野県	社会医療法人栗山会 飯田病院*	飯田市大通り1-15	0265-22-5150
	伊那中央病院*	伊那市小四郎久保1313-1	0265-72-3121
	長野県立木曽病院*	木曽郡木曽町福島6613-4	0264-22-2703
	長野県厚生農業協同組合連合会 佐久総合病院	佐久市臼田197	0267-82-3131
	諏訪赤十字病院*	諏訪市湖岸通り5-11-50	0266-52-6111
	長野県厚生農業協同組合連合会 北信総合病院*	中野市西1-5-63	0269-22-2151
	長野赤十字病院*	長野市若里5-22-1	026-226-4131
	信州大学医学部附属病院* [脳神経内科／リウマチ・膠原病内科]	松本市旭3-1-1	0263-37-2673
岐阜県	JA岐阜厚生連 揖斐厚生病院*	揖斐郡揖斐川町三輪2547-4	0585-21-1111
	大垣市民病院*	大垣市南頬町4-86	0584-81-3341
	公立学校共済組合 東海中央病院*	各務原市蘇原東島町4-6-2	058-382-3101
	岐阜大学医学部附属病院*	岐阜市柳戸1-1	058-230-0523
	JA岐阜厚生連 久美愛厚生病院*	高山市中切町1-1	0577-32-1115
	地方独立行政法人 岐阜県立多治見病院*	多治見市前畑町5-161	0572-22-5311
	松波総合病院*	羽島郡笠松町田代185-1	058-388-0111
	羽島市民病院*	羽島市新生町3-246	058-393-0111
静岡県	磐田市立総合病院*	磐田市大久保512-3	0538-38-5000

施設名	住所	電話番号
掛川市・袋井市病院企業団立 中東遠総合医療センター＊	掛川市菖蒲ヶ池1-1	**0537-21-5555**
静岡市立静岡病院＊	静岡市葵区追手町10-93	**054-253-3125**
静岡県立総合病院＊	静岡市葵区北安東4-27-1	**054-247-6111**
静岡済生会総合病院＊	静岡市駿河区小鹿1-1-1	**054-285-6171**
富士市立中央病院＊	富士市高島町50	**0545-52-1131**
社会医療法人杏嶺会 一宮西病院 H／M比標準化対応予定	一宮市開明字平1	**0586-48-0077**
稲沢市民病院＊	稲沢市長束町沼100	**0587-32-2111**
社会医療法人志聖会 総合犬山中央病院＊	犬山市大字五郎丸字二タ子塚6	**0568-62-8111**
国立研究開発法人 国立長寿医療研究センター＊	大府市森岡町7-430	**0562-46-2311**
岡崎市民病院＊	岡崎市高隆寺町五所合3-1	**0564-21-8111**
春日井市民病院＊	春日井市鷹来町1-1-1	**0568-57-0057**
医療法人豊田会 刈谷豊田総合病院＊	刈谷市住吉町5-15	**0566-21-2450**
小牧市民病院＊	小牧市常普請1-20	**0568-76-4131**
公立陶生病院＊	瀬戸市西追分町160	**0561-82-5101**
公立西知多総合病院＊	東海市中ノ池3-1-1	**0562-33-5500**
藤田保健衛生大学病院＊	豊明市沓掛町田楽ヶ窪1-98	**0562-93-2111**
豊川市民病院	豊川市八幡町野路23	**0533-86-1111**
JA愛知厚生連 豊田厚生病院＊	豊田市浄水町伊保原500-1	**0565-43-5000**
豊橋市民病院＊	豊橋市青竹町字八間西50	**0532-33-6111**
社会医療法人明陽会 成田記念病院＊	豊橋市羽根井本町134	**0532-31-2167**
愛知医科大学病院＊	長久手市岩作雁又1-1	**0561-62-3311**
名古屋市立西部医療センター＊	名古屋市北区平手町1-1-1	**052-991-8121**
名古屋大学医学部附属病院＊	名古屋市昭和区鶴舞町65	**052-741-2111**
名古屋第二赤十字病院＊	名古屋市昭和区妙見町2-9	**052-832-1121**
医療法人生生会 まつかげシニアホスピタル＊	名古屋市中川区打出2-347	**052-352-3250**
名古屋掖済会病院＊	名古屋市中川区松年町4-66	**052-652-7711**
名古屋セントラル病院＊	名古屋市中村区太閤3-7-7	**052-452-3126**
名古屋第一赤十字病院＊	名古屋市中村区道下町3-35	**052-481-5111**

静岡県

愛知県

MIBG心筋シンチグラフィを実施している全国施設一覧

施設名	住所	電話番号
名鉄病院＊	名古屋市西区栄生2-26-11	**052-551-6121**
名古屋市立大学病院	名古屋市瑞穂区瑞穂町字川澄1	**052-851-5511**
独立行政法人労働者健康安全機構 中部労災病院＊	名古屋市港区港明1-10-6	**052-652-5511**
独立行政法人地域医療機能推進機構 中京病院＊	名古屋市南区三条1-1-10	**052-691-7151**
西尾市民病院＊	西尾市熊味町上泡原6	**0563-56-3171**
半田市立半田病院＊	半田市東洋町2-29	**0569-22-9881**
伊勢赤十字病院＊	伊勢市船江1-471-2	**0596-28-2171**
三重大学医学部附属病院＊	津市江戸橋2-174	**059-232-1111**
独立行政法人地域医療機能推進機構 四日市羽津医療センター＊	四日市市羽津山町10-8	**059-331-2000**
近江八幡市立総合医療センター＊	近江八幡市土田町1379	**0748-33-3151**
独立行政法人地域医療機能推進機構 滋賀病院＊	大津市富士見台16-1	**077-537-3101**
地方独立行政法人 市立大津市民病院＊	大津市本宮2-9-9	**077-522-4607**
誠光会 草津総合病院＊	草津市矢橋町1660	**077-563-8866**
公立甲賀病院＊	甲賀市水口町松尾1256	**0748-62-0234**
高島市民病院＊	高島市勝野1667	**0740-36-0220**
滋賀県立総合病院＊	守山市守山5-4-30	**077-582-5031**
社会福祉法人恩賜財団 済生会滋賀県病院＊	栗東市大橋2-4-1	**077-552-1221**
綾部市立病院＊	綾部市青野町大塚20-1	**0773-43-0123**
社会福祉法人あじろぎ会 宇治病院＊	宇治市五ケ庄芝ノ東54-2	**0774-32-6000**
京都第二赤十字病院＊	京都市上京区釜座通丸太町上ル 春帯町355-5	**075-231-5171**
京都大学医学部附属病院＊	京都市左京区聖護院川原町54	**075-751-3111**
医療法人知音会 御池クリニック＊	京都市中京区西ノ京下合町11	**075-823-3000**
京都桂病院＊［脳神経内科］	京都市西京区山田平尾町17	**075-391-5811**
三菱京都病院	京都市西京区桂御所町1	**075-381-2111**
京都第一赤十字病院＊	京都市東山区本町15-749	**075-561-1121**
独立行政法人国立病院機構 京都医療センター＊	京都市伏見区深草向畑町1-1	**075-641-9161**

愛知県 / 三重県 / 滋賀県 / 京都府

	施設名	住所	電話番号
京都府	独立行政法人国立病院機構 舞鶴医療センター*	舞鶴市字行永2410	0773-62-2680
大阪府	市立池田病院*	池田市城南3-1-18	072-751-2881
	府中病院*	和泉市肥子町1-10-17	0725-43-1234
	近畿大学医学部附属病院*[神経内科]	大阪狭山市大野東377-2	072-366-0221
	大阪市立大学医学部附属病院*	大阪市阿倍野区旭町1-5-7	06-6645-2121
	大阪府済生会中津病院*	大阪市北区芝田2-10-39	06-6372-0333
	公益財団法人田附興風会 医学研究所 北野病院*	大阪市北区扇町2-4-20	06-6312-1221
	一般財団法人 住友病院*	大阪市北区中之島5-3-20	06-6443-1261
	大阪府済生会泉尾病院*	大阪市大正区北村3-4-5	06-6552-0091
	大阪赤十字病院*	大阪市天王寺区筆ケ崎町5-30	06-6774-5111
	社会医療法人寿会 富永病院*	大阪市浪速区湊町1-4-48	06-6568-1601
	公益財団法人 日本生命済生会 日本生命病院*	大阪市西区江之子島2-1-54	06-6443-3446
	淀川キリスト教病院*	大阪市東淀川区柴島1-7-50	06-6322-2250
	大阪市立総合医療センター*	大阪市都島区都島本通2-13-22	06-6929-1221
	独立行政法人国立病院機構 大阪南医療センター*	河内長野市木戸東町2-1	0721-53-5761
	市立岸和田市民病院*	岸和田市額原町1001	072-445-1000
	公益財団法人 浅香山病院*	堺市堺区今池町3-3-16	072-229-4882
	社会医療法人 ペガサス馬場記念病院*	堺市西区浜寺船尾町東4-244	072-265-5558
	社会福祉法人恩賜財団 大阪府済生会吹田病院*	吹田市川園町1-2	06-6382-1521
	大阪大学医学部附属病院*	吹田市山田丘2-15	06-6879-5111
	高槻赤十字病院*	高槻市阿武野1-1-1	072-696-0570
	大阪医科大学附属病院*[神経内科]	高槻市大学町2-7	072-683-1221
	地方独立行政法人 市立東大阪医療センター*	東大阪市西岩田3-4-5	06-6781-5101
	箕面市立病院*	箕面市萱野5-7-1	072-728-2001
兵庫県	明石医療センター	明石市大久保町八木743-33	078-936-1101
	市立伊丹病院*	伊丹市昆陽池1-100	072-777-3773
	加古川中央市民病院*	加古川市加古川町本町439	079-451-5500

MIBG心筋シンチグラフィを実施している全国施設一覧

施設名	住所	電話番号
独立行政法人地域医療機能推進機構 神戸中央病院*	神戸市北区惣山町2-1-1	078-594-2211
神戸労災病院*	神戸市中央区籠池通4-1-23	078-231-5901
神戸大学医学部附属病院	神戸市中央区楠町7-5-2	078-382-5111
神戸市立医療センター中央市民病院	神戸市中央区港島南町2-1-1	078-302-4321
神戸市立西神戸医療センター*	神戸市西区糀台5-7-1	078-997-2200
一般財団法人甲南会 六甲アイランド甲南病院*	神戸市東灘区向洋町中2-11	078-858-1111
兵庫県立淡路医療センター*	洲本市塩屋1-1-137	0799-22-1200
高砂市民病院*	高砂市荒井町紙町33-1	079-442-3981
宝塚市立病院*	宝塚市小浜4-5-1	0797-87-1161
兵庫県立リハビリテーション西播磨病院*	たつの市新宮町光都1-7-1	0791-58-1050
兵庫県立柏原病院*	丹波市柏原町柏原5208-1	0795-72-0524
明和キャンサークリニック*	西宮市上鳴尾町3-39	0798-81-4552
兵庫医科大学病院*	西宮市武庫川町1-1	0798-45-6111
兵庫県立姫路循環器病センター*	姫路市西庄甲520	079-293-3131
医療法人公仁会 姫路中央病院*	姫路市飾磨区三宅2-36	079-235-7331
姫路赤十字病院*	姫路市下手野1-12-1	079-294-2251
公立八鹿病院*	養父市八鹿町八鹿1878-1	079-662-5555
奈良県西和医療センター*	生駒郡三郷町三室1-14-16	0745-32-0505
社会医療法人高清会 高井病院*	天理市蔵之庄町470-8	0743-65-0372
奈良県総合医療センター*	奈良市七条西町2-897-5	0742-46-6001
大和高田市立病院	大和高田市礒野北町1-1	0745-53-2901
独立行政法人国立病院機構 和歌山病院*	日高郡美浜町大字和田1138	0738-22-3256
独立行政法人労働者健康安全機構 和歌山ろうさい病院*	和歌山市木ノ本93-1	073-451-3181
和歌山県立医科大学附属病院*	和歌山市紀三井寺811-1	073-447-2300
日本赤十字社 和歌山医療センター*	和歌山市小松原通4-20	073-422-4171
鳥取赤十字病院*	鳥取市尚徳町117	0857-24-8111
鳥取大学医学部附属病院*	米子市西町36-1	0859-33-1111
島根大学医学部附属病院*	出雲市塩冶町89-1	0853-23-2111
島根県立中央病院*	出雲市姫原4-1-1	0853-22-5111

兵庫県 / **奈良県** / **和歌山県** / **鳥取県** / **島根県**

	施設名	住所	電話番号
島根県	大田市立病院*	大田市大田町吉永1428-3	**0854-82-0330**
	独立行政法人国立病院機構 松江医療センター*	松江市上乃木5-8-31	**0852-21-6131**
	総合病院 松江生協病院*	松江市西津田8-8-8	**0852-23-1111**
	松江市立病院*	松江市乃白町32-1	**0852-60-8000**
	松江赤十字病院*	松江市母衣町200	**0852-24-2111**
岡山県	岡山市立市民病院	岡山市北区北長瀬表町3-20-1	**086-737-3000**
	岡山大学病院*	岡山市北区鹿田町2-5-1	**086-223-7151**
	岡山労災病院*	岡山市南区築港緑町1-10-25	**086-262-0131**
	一般財団法人 倉敷成人病センター*	倉敷市白楽町250	**086-422-2111**
	川崎医科大学附属病院*	倉敷市松島577	**086-462-1111**
	津山中央病院*	津山市川崎1756	**0868-21-8111**
広島県	広島西医療センター*	大竹市玖波4-1-1	**0827-57-7151**
	独立行政法人国立病院機構 呉医療センター・中国がんセンター*	呉市青山町3-1	**0823-22-3111**
	中国労災病院*	呉市広多賀谷1-5-1	**0823-72-7171**
	地方独立行政法人広島市立病院機構 広島市立安佐市民病院*	広島市安佐北区可部南2-1-1	**082-815-5211**
	県立広島病院	広島市南区宇品神田1-5-54	**082-254-1818**
	広島大学病院*	広島市南区霞1-2-3	**082-257-5555**
	社会医療法人祥和会 脳神経センター大田記念病院*	福山市沖野上町3-6-28	**084-931-8650**
山口県	山口労災病院*	山陽小野田市大字小野田1315-4	**0836-83-2881**
	独立行政法人地域医療機能推進機構 徳山中央病院*	周南市孝田町1-1	**0834-28-4411**
香川県	香川大学医学部附属病院*	木田郡三木町池戸1750-1	**087-898-5111**
	香川県立中央病院*	高松市朝日町1-2-1	**087-811-3333**
	高松赤十字病院*	高松市番町4-1-3	**087-831-7101**
愛媛県	愛媛県立今治病院*	今治市石井町4-5-5	**0898-32-7111**
	市立宇和島病院*	宇和島市御殿町1-1	**0895-25-1111**
	愛媛大学医学部附属病院*	東温市志津川454	**089-964-5111**
	松山赤十字病院*	松山市文京町1	**089-924-1111**
高知県	社会医療法人近森会 近森病院*	高知市大川筋1-1-16	**088-822-5231**

MIBG心筋シンチグラフィを実施している全国施設一覧

	施設名	住所	電話番号
高知県	高知大学医学部附属病院*[脳神経内科]	南国市岡豊町小蓮185-1	088-866-5811
	飯塚病院	飯塚市芳雄町3-83	0948-22-3800
	医療法人社団高邦会 高木病院*	大川市大字酒見141-11	0944-87-0001
	北九州市立八幡病院	北九州市八幡東区西本町4-18-1	093-662-6565
	製鉄記念八幡病院*	北九州市八幡東区春の町1-1-1	093-672-9605
	久留米大学病院*	久留米市旭町67	0942-31-7602
	聖マリア病院*	久留米市津福本町422	0942-35-3322
福岡県	福岡大学筑紫病院*	筑紫野市俗明院1-1-1	092-921-1011
	福岡県済生会二日市病院*	筑紫野市湯町3-13-1	092-923-1551
	福岡大学病院*[神経内科]	福岡市城南区七隈7-45-1	092-801-1011
	独立行政法人国立病院機構 九州医療センター*	福岡市中央区地行浜1-8-1	092-852-0700
	済生会福岡総合病院*	福岡市中央区天神1-3-46	092-771-8151
	九州大学病院	福岡市東区馬出3-1-1	092-641-1151
	公立学校共済組合 九州中央病院*	福岡市南区塩原3-23-1	092-541-4936
	嬉野医療センター*	嬉野市嬉野町大字下宿丙2436	0954-43-1120
佐賀県	地方独立行政法人 佐賀県医療センター好生館	佐賀市嘉瀬町中原400	0952-24-2171
	佐賀大学医学部附属病院*	佐賀市鍋島5-1-1	0952-31-6511
	独立行政法人国立病院機構 長崎医療センター*	大村市久原2-1001-1	0957-52-3121
	佐世保市総合医療センター*	佐世保市平瀬町9-3	0956-24-1515
	社会医療法人白十字会 佐世保中央病院*	佐世保市大和町15	0956-33-7151
長崎県	長崎大学病院*	長崎市坂本1-7-1	095-819-7200
	地方独立行政法人長崎市立病院機構 長崎みなとメディカルセンター*	長崎市新地町6-39	095-822-3251
	日本赤十字社 長崎原爆病院*	長崎市茂里町3-15	095-847-1511
	社会医療法人春回会 長崎北病院*	西彼杵郡時津町元村郷800	095-886-8700
	荒尾市民病院*	荒尾市荒尾2600	0968-63-1115
熊本県	熊本大学医学部附属病院*	熊本市中央区本荘1-1-1	096-344-2111
	熊本赤十字病院	熊本市東区長嶺南2-1-1	096-384-2111
	社会福祉法人恩賜財団 済生会熊本病院*	熊本市南区近見5-3-1	096-351-8000

	施設名	住所	電話番号
	地方独立行政法人くまもと県北病院機構 公立玉名中央病院*	玉名市中1950	0968-73-5000
熊本県	国保水俣市立総合医療センター*	水俣市天神町1-2-1	0966-63-2101
	独立行政法人地域医療機能推進機構 熊本総合病院*	八代市通町10-10	0965-32-7111
大分県	国家公務員共済組合連合会 新別府病院*	別府市大字鶴見3898	0977-22-0391
	大分大学医学部附属病院	由布市挾間町医大ケ丘1-1	097-549-4411
宮崎県	藤元総合病院*	都城市早鈴町17-1	0986-22-1717
	潤和会記念病院	宮崎市大字小松1119	0985-47-5555
	国立病院機構 宮崎東病院*	宮崎市大字田吉4374-1	0985-56-2311
	独立行政法人地域医療機能推進機構 宮崎江南病院	宮崎市大坪西1-2-1	0985-51-7575
	宮崎大学医学部附属病院	宮崎市清武町木原5200	0985-85-1510
鹿児島県	出水総合医療センター*	出水市明神町520	0996-67-1611
	鹿児島市立病院*	鹿児島市上荒田町37-1	099-230-7000
	鹿児島市医師会病院*	鹿児島市鴨池新町7-1	099-254-1125
	鹿児島大学病院*	鹿児島市桜ケ丘8-35-1	099-275-5111
	今給黎総合病院*	鹿児島市下竜尾町4-16	099-226-2211
	公益社団法人鹿児島共済会 南風病院*	鹿児島市長田町14-3	099-226-9111
	医療法人愛誠会 昭南病院*	曽於市大隅町下窪町1	099-482-0622
沖縄県	社会医療法人仁愛会 浦添総合病院*	浦添市伊祖4-16-1	098-878-0231
	医療法人大平会 嶺井第一病院*	浦添市大平466	098-877-5806
	独立行政法人国立病院機構 沖縄病院*	宜野湾市我如古3-20-14	098-898-2121
	医療法人友愛会 豊見城中央病院	豊見城市字上田25	098-850-3811
	那覇市立病院*	那覇市古島2-31-1	098-884-5111

2018年8月24日現在

※メディカ出版のWebページに実施施設の更新情報を掲載しています。

「MIBG心筋シンチグラフィを実施している施設一覧」

https://www.medica.co.jp/catalog/book/7341?e_flg=0

レビー小体型認知症研究会

レビー小体型認知症および認知症を伴うパーキンソン病についての臨床的・基礎的研究を進め、多くの患者・家族に、1日も早くより優れた医療を提供するための礎を築くことを目的としている。毎年11月、新横浜で総会・シンポジウムを開催している。代表世話人・小阪憲司。

活動内容

レビー小体型認知症に関する学術研究会の開催

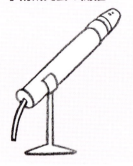

レビー小体型認知症に関する臨床・病理・基礎研究を支える学術活動

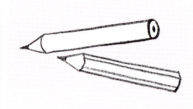

レビー小体型認知症に関する各種啓発活動

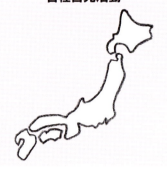

その他、本会の目的を達成するために必要な活動

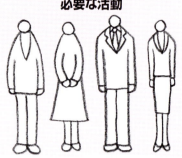

事務局

〒220-8143　神奈川県横浜市西区みなとみらい　2-2-1
　　　　　　横浜ランドマークタワー43階　LM総合法律事務所内

FAX：045-872-4301
ホームページ：**http://www.d-lewy.com/**

さくいん

A-Z

α-シヌクレイン◆021,026,040,046,104
α-シヌクレイノパチー◆026
α-Bクリスタリン◆021
β1アゴニスト◆095,105
ALS◆028
Braak H◆046,102
Braune◆096
CBD◆049
CDLB◆025,028,068
CDR◆065
CFT◆100
ChAT◆072
consortium on dementia with Lewy bodies◆025,068
CT◆069,084
CVR-R◆039
DAT◆089
diffuse Lewy body disease◆060
DLBD◆060
DSM-IV◆074
ECドパール◆054
Evans index◆086
FAST◆065
HDS-R◆065
H/M比◆092
Hoehn & Yahr◆036
ILBD◆046,096,102
iNPH◆050
L-ドパ◆032,051,054
LBD◆058
Lewy body disease◆058
Lewy FH◆020
Lewy neurites◆021

MAO-B阻害薬◆052,054
MIBG心筋シンチグラフィ
　◆016,043,044,069,091,094,098,109
MMSE◆065
MRI◆042,069,084,104
MSA◆049
OSIT-J◆039
Parkinson disease with dementia
　◆025,028
Parkinson J◆034
PDD◆025,028
PET◆016,069,089
PSP◆049
QTc時間◆105
RBD◆063
REM sleep behavior disorder◆063
RI検査◆088
SARI◆080
Schapira AHV◆055
SNRI◆080
SPECT◆069,073,088
SSRI◆080
TH◆018,101
Trétiakoff C◆021

あ

アーテン◆054
アキネトン◆054
悪夢◆063
アセチルコリン◆047,072,078
アドレナリン作動性神経◆013
アマンタジン◆051
アリセプト◆060,078
アルツハイマー型認知症
　◆009,016,018,060,070,074,099

さくいん

125

イクセロン◆081
イストラデフィリン◆053
1年ルール◆028
意味性認知症◆076
インポテンツ◆032
ウィンタミン◆049
ウェアリングオフ◆051
うつ病◆009,064,070,076
運動合併症◆051
運動緩慢◆010,034,043
運動症状◆010,034
エフピー◆054
嚥下障害◆010,049
塩酸アマンタジン◆052
延髄◆012,014,046
エンタカポン◆053
オランザピン◆079

か

海馬◆072,075
過活動膀胱◆031
核医学検査◆088
家族性アミロイドポリニューロパチー◆031
家族性パーキンソン病◆104
カバサール◆054
カベルゴリン◆054
仮面様顔貌◆010,034
ガランタミン◆079,081
顆粒モノアミントランスポーター◆093
感覚障害◆037
眼球運動障害◆049
冠状動脈◆017
記憶障害◆010,068,074
拮抗作用◆081
嗅覚◆039,045
嗅球◆014,045,046,102
橋◆014,046
起立性低血圧◆011,031,037,064,095
筋萎縮性側索硬化症◆028

筋強剛◆010,036,043
筋固縮◆010,032
クエチアピン◆079,080
薬◆051,078
くも膜下出血◆075
グリア細胞◆026
グリオーシス◆084
クロナゼパム◆080
クロルプロマジン◆049
経頭蓋超音波検査◆040
血液検査◆038,067
血管性パーキンソン症候群
　◆009,042,048,086,096
血流◆016,069,088
幻覚◆069
幻視◆011,062,069,075,079,081
倦怠感◆011,064
幻聴◆011,063
見当識障害◆010,061
抗うつ薬◆080
構音障害◆010
交感神経◆013,029
抗コリン薬◆052
抗精神病薬◆069,080
抗チロシンハイドロキシラーゼ◆018,101
抗てんかん薬◆053,080
後頭葉◆016,069,089
抗パーキンソン病薬◆042,053,081
興奮毒性◆055
国際パーキンソン病・運動障害疾患学会
　◆039,043
黒質◆022,045,047
小阪憲司◆058,059
誤認◆011,062
コムタン◆054
コムト阻害薬◆051
コリンアセチルトランスフェラーゼ◆072
コリン作動性神経◆013

さ

錯視◆011
錯綜図テスト◆065
三環系抗うつ薬◆093
三大認知症◆060
残尿◆031
シェロング試験◆038
視覚認知障害◆065,075
ジスキネジア◆051
姿勢保持障害◆010,034,036,042
失語◆074,076
失行◆050,074
実行機能障害◆010,074
失神◆064
失認◆074
シャピラ◆055
シャント手術◆050
純粋型◆068
消化管運動障害◆032
消化管自律神経叢◆046
小字症◆034
上縦隔◆018,092
情動失禁◆075
小脳◆015,044,049
食欲不振◆011
自律神経◆029,031,038
自律神経症状◆011,037,064,070
シルビウス裂◆086
脂漏顔◆032
心外膜◆017,018,101
心筋◆017
神経核医学検査◆088
進行性核上性麻痺◆009,016,049,086,089,096
進行性非流暢失語◆076
振戦◆010,034,036,043
心臓◆105
心臓交感神経◆017,044,091,095,101
心電図RR間隔変動係数◆039

深部腱反射◆048
シンメトレル◆054
髄液◆040,050
錐体外路症状◆081
睡眠障害◆044,075
スタレボ◆054
スルピリド◆049
生活機能障害度◆036
静止時振戦◆036,043,044,050
精神疾患◆009
精神症状◆011
青斑核◆022,046
脊髄小脳変性症◆026
セレギリン◆051,052,054
セレネース◆049
セロトニン◆080
線条体◆045,047
線条体黒質変性症◆049
全身病◆012,026,045
前頭側頭型認知症◆009,016,044,076,099
前頭葉◆016,072
側頭葉◆016,069
ゾニサミド◆053

た

体温調整障害◆032
大脳基底核◆045,081,086
大脳皮質◆020,022
大脳皮質基底核変性症◆009,049,086,096
多汗◆064
多系統萎縮症
　　◆009,016,026,031,049,084,089,096
立ちくらみ◆037
脱神経過敏◆105
他人の手徴候◆050
単調言語◆034
蓄尿障害◆031
遅発性パラフレニア◆070
中心溝◆086

中枢神経◆029
中脳◆012,014,022,046
通常型◆068,074
定型抗精神病薬◆081
ティルトテーブル◆038
デュオドーパ◆054
転倒◆044,061,069
統合失調症◆009,070
糖尿病性ニューロパチー◆031
特定疾患◆037
特発性正常圧水頭症◆009,050,086
ドグマチール◆049
時計描画テスト◆065
突進現象◆036
突発的睡眠◆052
ドネペジル◆078,081
ドパミン◆016,022,040,045,047,051
ドパミンアゴニスト◆051,052
ドパミントランスポーター◆016,069,089
ドプス◆054
ドブタミン◆095,105
トラゾドン塩酸塩◆080
トレティアコフ◆021
トレリーフ◆054
ドロキシドーパ◆053

な

難病◆037
ニュープロパッチ◆054
ニューロフィラメント◆021
尿失禁◆011,031,050
尿閉◆031
認知機能検査◆065
認知症◆009
認知障害◆010,028,037,061,070,074,078
認知症を伴うパーキンソン病◆009,025,028
認知の変動◆010,063,069,075
寝汗◆064
ネオドパストン◆054

寝言◆063
脳幹◆015,020,022,072
脳血管性認知症◆009,060,065,075
脳血流シンチグラフィ◆088,099
脳梗塞◆075,084
脳出血◆075,084
脳深部刺激療法◆051
能動的起立試験◆038
脳波◆066,069
ノウリアスト◆054
ノルアドレナリントランスポーター◆093

は

パーキンソニズム◆009,039,044,063,098
パーキンソン◆034
パーキンソン症候群◆009,042,065
パーキンソン症状◆044
パーキンソン病の検査◆038
──────の診断◆042
──────の治療◆051
パーロデル◆054
バイオマーカー◆038
徘徊◆075
排尿障害◆031,037
長谷川式認知症スケール◆065
発汗◆011,029,032
バルサルバ試験◆105
パレイドリアテスト◆065
ハロペリドール◆049
非運動症状◆034,037
被殻◆045,084
ビ・シフロール◆054
尾状核◆045
非定型抗精神病薬◆079
皮膚◆013,024
びまん性レビー小体病◆058
頻尿◆011,031,064
封入体◆021
フェノチアジン◆049

副交感神経◆012,029
不整脈◆095
ブチロフェノン◆049
不眠◆037
ブラーク◆046,102
プラナー正面像◆091,094,097,098
プラミペキソール◆054
プリンペラン◆049
プローブ◆040
ブロモクリプチン◆054
ヘッドアップティルト試験◆038
ヘマトキシリン・エオジン◆020,021
ペルゴライド◆051
ペルマックス◆054
ペロスピロン◆079
変形視◆062
ベンザミド◆049
ベンゾジアゼピン◆080
便秘◆011,032,037,046,052,064
ホーン・ヤール◆036,094,098
歩行障害◆010,050
ホモバニリン酸◆040
本態性振戦◆009,050,097

ま

マイネルト基底核◆022
末梢神経◆029
マドパー◆054
ミラペックスLA◆054
迷走神経背側核◆022,046,102
メタヨードベンジルグアニジン◆091
メトクロプラミド◆049
メネシット◆054
めまい◆011
網状青斑◆032
妄想◆009,011,062,069,075,079

や

薬剤性パーキンソン症候群
　　◆009,042,044,048
薬剤に対する過敏性◆011,080
山口式キツネ・ハト模倣テスト◆065
ユビキチン◆021
抑うつ症状◆011,037,064,070,075,080
抑肝散◆079

ら

ラクナ梗塞◆086
ラサギリン◆051,053,054
リスペリドン◆079
リバスタッチ◆081
リバスチグミン◆079,081
レキップ◆054
レキップCR◆054
レセルピン◆093
レビー◆020
レビー小体◆014,020,022,102
レビー小体型認知症家族を支える会◆059
レビー小体型認知症研究会◆059,124
レビー小体型認知症
　　サポートネットワーク(DLBSN)◆059
レビー小体型認知症の検査◆065
──────────の診断◆068
──────────の治療◆078
レビー小体病
　　◆009,010,022,025,027,058,101
レビー神経突起◆021,046
レミニール◆081
レム睡眠行動障害◆011,037,063,069,080
ロチゴチン◆054
ロピニロール◆054

さくいん

129

著者◆author

[執筆] **I/III**

小阪憲司

Kosaka Kenji [医療法人社団みのり会 湘南いなほクリニック名誉顧問]

1939年生まれ。金沢大学医学部卒業。
名古屋大学医学部精神医学教室講師、横浜市立大学医学部精神医学講座教授、
聖マリアンナ医学研究所所長、横浜ほうゆう病院院長などを経て、現在に至る。
1976年以降の一連の研究にて、世界で初めてレビー小体型認知症について明らかにした。
レビー小体型認知症研究会代表世話人、レビー小体型認知症サポートネットワーク総顧問、
若年性認知症研究会代表世話人、横浜市立大学名誉教授を務める。
著書に『認知症はここまで治る・防げる』[主婦と生活社]、
『知っていますか? レビー小体型認知症』
『レビー小体型認知症の介護がわかるガイドブック』[メディカ出版]、
『レビー小体型認知症の臨床』[医学書院]、
『認知症の防ぎ方と介護のコツ』[角川マーケティング]などがある。

[執筆] **II/IV/column**

織茂智之

Orimo Satoshi [関東中央病院神経内科部長]

1956年生まれ。信州大学医学部卒業。
東京医科歯科大学神経内科、都立広尾病院循環器科、関東逓信病院神経内科などを経て、
現在に至る。
1995年以降の一連の研究にて、レビー小体病において
心臓のMIBG集積が低下することを明らかにした。
現在は、レビー小体病の心臓交感神経変性のメカニズムの解明、
ならびにレビー小体型認知症の診断基準における
MIBG集積低下の重要性の啓発などに力をそそいでいる。
「平成11年度上田記念心臓財団賞」「平成19年度日本神経学会楢林賞」
「平成20年度東京都医師会医学研究賞」「平成20年度信州大学同窓会(松医会)賞」受賞。

[協力]

内門大丈

Uchikado Hirotake [医療法人社団みのり会 湘南いなほクリニック院長]

改訂2版
「パーキンソン病」「レビー小体型認知症」
がわかる QA ブック
──最新ガイドラインに準拠!

2011年6月15日発行　第1版第1刷
2018年10月5日発行　第2版第1刷

著　者　小阪 憲司・織茂 智之

発行者　長谷川 素美

発行所　株式会社メディカ出版
　　　　〒532-8588
　　　　大阪市淀川区宮原3-4-30
　　　　ニッセイ新大阪ビル16F
　　　　https://www.medica.co.jp/

編集担当　猪俣 久人
編集協力　尾崎 純郎
装　　幀　日下 充典
カバーイラスト　横田 由起夫
本文デザイン　KUSAKA HOUSE
本文イラスト　小峯 聡子／赤川 ちかこ
印刷・製本　日経印刷株式会社

Ⓒ Kenji KOSAKA & Satoshi ORIMO. 2018

本書の複製権・翻訳権・翻案権・上映権・譲渡権・公衆送信権
(送信可能化権を含む)は、(株)メディカ出版が保有します。

ISBN978-4-8404-6575-5　　Printed and bound in Japan

当社出版物に関する各種お問い合わせ先 (受付時間:平日9:00～17:00)
●編集内容については、編集局 06-6398-5048
●ご注文・不良品 (乱丁・落丁) については、お客様センター 0120-276-591
●付属の CD-ROM、DVD、ダウンロードの動作不具合などについては、
　　　　　　　　　　　　　　　デジタル助っ人サービス 0120-276-592